本书由河北省科学技术厅科学普及专项

（项目名称：健康中国智慧医疗科普读物，项目编号：22557764K）支持

# 健康中国智慧医疗

肖桂云　杨　东　吴学敏　张利新　刘　洋　岳中京 ／著

U0227431

科学技术文献出版社
SCIENTIFIC AND TECHNICAL DOCUMENTATION PRESS

·北京·

**图书在版编目（CIP）数据**

健康中国智慧医疗 / 肖桂云等著. —北京：科学技术文献出版社，2024.4（2024.8 重印）
ISBN 978-7-5235-1325-5

Ⅰ．①健… Ⅱ．①肖… Ⅲ．①信息技术—应用—医疗卫生服务—研究—中国 Ⅳ．① R197-39

中国国家版本馆 CIP 数据核字（2024）第 076700 号

## 健康中国智慧医疗

策划编辑：杨 杨 责任编辑：韩 晶 责任校对：王瑞瑞 责任出版：张志平

| | | |
|---|---|---|
| 出 版 者 | 科学技术文献出版社 |
| 地 址 | 北京市复兴路15号 邮编100038 |
| 编 务 部 | （010）58882938，58882087（传真） |
| 发 行 部 | （010）58882868，58882870（传真） |
| 邮 购 部 | （010）58882873 |
| 官 方 网 址 | www.stdp.com.cn |
| 发 行 者 | 科学技术文献出版社发行 全国各地新华书店经销 |
| 印 刷 者 | 北京虎彩文化传播有限公司 |
| 版 次 | 2024 年 4 月第 1 版 2024 年 8 月第 2 次印刷 |
| 开 本 | 710×1000 1/16 |
| 字 数 | 150千 |
| 印 张 | 11.75 |
| 书 号 | ISBN 978-7-5235-1325-5 |
| 定 价 | 42.00元 |

# 前言

在新时代背景下，我国医疗改革面临诸多挑战。其中，群众看病难、看病贵及老年医养群体庞大、问题复杂等最为突出。医疗卫生领域研究人员和从业人员经过不断地研究和实践，认为基于新兴信息技术的智慧医疗体系是解决医疗卫生领域问题的有效途径。

为满足普通民众对智慧医疗的需求，我们立足发展实际，组织专家编写了《健康中国智慧医疗》一书。本书围绕智慧医疗的主要内容，从医疗卫生现状及挑战、智慧医疗、智慧医院系统、区域卫生系统、家庭健康系统、国内外优秀案例、美好未来等方面做了生动阐述，让读者清晰地了解智慧医疗的建设内容和发展趋势。

智慧医疗的最终目标是实现全员全程健康管理，全力构建健康中国。智慧医疗体系的建立，打破了就医场景中医院、医务人员、患者、家属、医疗设备之间的"壁垒"和"孤岛"，强化了各角色之间的关联，有效解决了医疗资源分布不均的问题，大幅缩短了就医时间，降低了就医费用，让患者享受更加安全、便利、优质的诊疗服务。

希望本书能够开阔读者视野，拓宽其关于智慧医疗的知识面，让更多普通民众了解智慧医疗，享受更加优质的诊疗服务。因本书内容涵盖面较广，参编人员较多，如有疏漏的地方，希望读者及时反馈，方便我们修订与改正。

著者

2023 年 12 月

# 第一章　医疗卫生现状及挑战 ...... 1

# 第一章

# 医疗卫生现状及挑战

　　由于人口等问题，长久以来，"就医难"成为整个医疗体系甚至整个社会难以解决的痼疾。诸如医疗卫生资源短缺且配置不合理，我国医疗资源过多集中于大城市、大医院，基层卫生服务体系薄弱；公立医院运行机制存在缺陷，政府投入不足，医疗保障制度不完善，公立医院公益性质淡化，更趋利化；药品审批、生产、流通混乱，药品开发企业追求利润最大化，背离了服务人民群众生命安全的目的；公民身体素质下降，疾病模式转变引发医疗费用增长。这一系列的问题正考验着医疗体系中的每个参与者。在此背景下，历时数年的讨论、准备、公开征求意见和修改，"新医改"方案出台，计划通过构建覆盖城乡居民的公共卫生服务体系、医疗服务体系、医疗保障体系、药品供应保障体系，形成四位一体的新基本医疗卫生制度。

## 第一节　我国医疗卫生发展概况

　　依据《中共中央　国务院关于深化医药卫生体制改革的意见》，我国 2009 年开始进行医药卫生体制改革，这轮改革被称之为"新医改"。改革目的旨在解决人民群众广泛存在的看病难、看病贵问题，实现医疗公共事业的公益化转变，提升全国百姓享有的医疗服务质量。党的十八大以来，我国在新医改基础上，将医疗卫生体制发展的基本政策由"治病为中心"转变为"以人民群众健康为中心"。2018年我国政府部门进行机构改革，成立国家卫生健康委员会，体现我国医疗体制建设中"大卫生、大健康"基本理念，为"治未病"的落实奠定了基础。2019 年全国卫生总费用支出达 6.52 万亿元，约占我国

GDP 的 6.6%。其中，政府卫生部门支出 1.74 万亿元，约占支出总额的 26.7%；社会卫生支出 2.93 万亿元，约占总费用的 44.9%；个人卫生支出 1.85 万亿元，约占总费用的 28.4%。2022 年全国卫生总费用支出预算为 84 846.7 亿元，约占我国 GDP 的 7.0%。其中，政府卫生部门的支出为 23 916.4 亿元，约占支出总额的 28.2%；社会卫生支出为 38 015.8 亿元，约占总费用的 44.8%；个人卫生支出 22 914.5 亿元，约占总费用的 27.0%。综上，我国人均医疗卫生支出约 6010.0 元。新医改在实践过程中取得巨大成就，有效推动我国医疗事业的发展，为全球解决医疗卫生问题贡献了中国智慧。中国 2021—2022 年度卫生费用支出统计如表 1-1 所示。

表 1-1　中国 2021—2022 年度卫生费用支出统计 [①]

| 指标 | 2021 年 | 2022 年 |
| --- | --- | --- |
| 卫生总费用 / 亿元 | 76 845.0 | 84 846.7 |
| 政府卫生支出 | 20 676.1 | 23 916.4 |
| 社会卫生支出 | 34 963.3 | 38 015.8 |
| 个人卫生支出 | 21 205.7 | 22 914.5 |
| 卫生总费用构成 | 100.0% | 100.0% |
| 政府卫生支出 | 26.9% | 28.2% |
| 社会卫生支出 | 45.5% | 44.8% |
| 个人卫生支出 | 27.6% | 27.0% |
| 卫生总费用占 GDP 比重 | 6.7% | 7.0% |
| 人均卫生总费用 / 元 | 5440.0 | 6010.0 |

注：2022 年系初步推算数值。

---

① 资料来源：国家卫生健康委《2022 年我国卫生健康事业发展统计公报》。

## 一、基本医疗保障水平全面提高

在新医改不断推进和落实的过程中，我国基本医疗保障水平不断提升，其切实体现在以下方面。一是我国城乡医保相关制度有效落实。依据2022年相关数据，我国有13.45亿群众参加了全国基本医疗保险，整体参保率超过95%，实现了全民覆盖。2022年我国基本医疗保险基金总收入达到30 922.17亿元，同比增长约7.6%；总支出24 597.24亿元，同比增长约2.3%。当期实现结存6324.93亿元，累计实现结存42 639.89亿元。在上述结存中，个人账户累计结存13 712.65亿元。医疗保险基金的各项收支得到有效管控和监督，使城乡居民均享受到较为平等和完善的医疗服务。二是我国医疗救助制度逐步完善。依据相关数据统计，我国医疗救助相关部门2022年支出626亿元，医疗救助基金共资助8186万人，救助人次达11 829万人次，每次住院救助金额约1226元、门诊救助约84元。中央财政在2022年落实医疗救助资金311亿元，同比增长4%。依据2022年相关数据，我国农村贫困地区的低收入人群参保率超过99%。2022年全年医保基金帮扶农村低收入人口接受医疗服务超过1.45亿人次，减轻贫困地区低收入人口的医疗负担费用约1487亿元。上述数据表明，我国医疗体系的救助能力得到了极大增强。三是医保的支付方式进一步优化。在改革伊始，我国医保主要采用按项目付费的支付方式，医院在支付体系之中不承担义务，支付体系对医疗部门缺乏有效的激励和约束。2017年我国开展医疗保险支付改革，由按项目付费转变为按病种付费，将医疗服务质量同医疗费用挂钩。尽管这一支付方式未能降低医疗费用，但是有效遏制了医疗费用的增长趋势。

## 二、基本药物支出显著降低

基本药物制度改革不断深化，在基层医疗机构中取得了显著成效。在各级医疗机构中，提升能够体现医疗从业者自身劳动价值的收入，实现收入结构优化。依据 2022 年相关数据，我国社区卫生服务中心的门诊费用约为每次 180.1 元，同比增长约 8.6%；次均住院治疗费用约为 3494.4 元，同比下降 4.3%。社区门诊医药费次均约为 135.1 元，约占次均门诊总费用的 75%，同比增长 3.3%；次均住院治疗中医药费支出约为 1026.9 元，约占次均住院治疗总费用的 29.4%，同比下降 0.4%。我国于 2022 年发布的《国家基本医疗保险、工伤保险和生育保险药品目录》中，药品总数达 2967 种，其中西药为 1586 种，中成药为 1381 种。本次调整共纳入新药 111 种。我国在 2018 年组建医保局之后，每年都组织开展医保药品的准入谈判。2022 年，依据相关协议为 1.8 亿人次报销 275 种药物的相关费用。采用医保报销和谈判降价的方式，每年为全国各类患者减少医疗支出约 2100 亿元。在我国新医改深入推进过程中，药品自身的研发、生产、流通等各个环节得到优化和规范，有效缓解了看病难、看病贵的相关问题。

## 三、基层医疗卫生服务能力不断增强

新医改的落实和推进有效强化了我国基层医疗卫生制度建设。依据 2022 年相关数据，我国医院部门在 2022 年接诊 38.2 亿人次，占就医总人数的 45.4%，基层医疗机构接诊 42.7 亿人次，占就医总人数的 50.7%，其他各类医疗机构接诊 3.3 亿人次，占就医总人数的 3.9%。同上年度相比，医院就诊患者减少 0.6 亿人次，基层医疗部门就诊患者增加 0.2 亿人次。乡镇级卫生院、社区医疗服务中心就诊人次约 20.4 亿，同比增长 0.4 亿人次，占比提升 0.7%，说明农村医疗卫生条件得到逐步改善。

依据 2022 年相关统计数据，我国卫生人员总数达 1441.1 万人，同比增长 42.5 万人。其中，卫生技术人员 1165.8 万人，各类医师 443.5 万人，注册护士达 522.4 万人。同上年度相比，卫生技术人员增加 41.4 万人，增长 3.7%。

可以通过以下渠道有效提升基层医师的专业水平和综合能力：一是在岗医师培训，为基层医疗机构培养一大批全科医生；二是将高校医学生分配到基层医疗机构，在提升基层医疗机构服务能力的同时，解决高校医学生就业问题。国家相关部门依据我国健康卫生医疗的实际需要，针对性地开展专业医生培养，有效提升各级医疗机构自身的服务能力。在新医改实施后，中央财政部门大力推动各类医学院的建设和发展，为中西部基层医疗机构培养大量的全科医生。此外，还组织各类三甲医院同贫困地区的医院进行对接帮扶，系统提升贫困地区各级医院的专业水平。由于基层医疗机构医师数量不足，因此国家对基层医师的准入制度进行系统调整，针对性地设置乡村全科医生的执业助理资格考试，并设定相关分数线，有效缓解了基层医疗机构医生数量不足的问题。

## 四、分级诊疗制度稳步推进

依据新医改的相关要求，各地区依据自身实际开展分级诊疗试点工作。例如，北京地区构建以医联体为基础的分级诊疗模式。该模式以社区卫生服务中心、二级、三级医院为主体构建医联体，促成区域内各类医疗资源的共享。当前北京地区一共建设 58 个综合医联体，包含 528 家各类医疗机构，服务范围覆盖 16 个区。厦门地区以各类慢性病为切入点构建分级诊疗模式，构建了清晰的双向转诊制度和糖尿病、高血压等各类慢性病的规范化管理机制，有效提升各级基层医疗机构的服务能力，转变三级医院片面追求门诊规模的经营理念。此外，厦门地区还延长基层医疗服务机构使用各类慢性病药品的处方用量时间，降低患者在基层医疗部门就诊时的自付比例，实现医疗资源的优化配置。上海市早在 2011 年已开展家庭医生签约服务，进而实现分级诊疗制度。家庭医生可依据上级医疗机构开具的处方，为慢性病患者开具 2 个月内的处方药，进而减少患者前往医疗机构的次数。依据相关数据，上海市早在 2016 年，家庭医生社区签约服务已达 59.6%。

## 五、基本公共卫生服务均等化水平进一步提升

为有效推动医疗卫生服务的公平与可及性，应强化医疗资源的协调和互动，实现优质医疗资源共享，合理解决我国当前存在的传染病防控、慢性病患者人数多等公共医疗健康问题。自 2009 年起，我国实施公共卫生服务项目，逐步向城乡居民提供较完善的公共卫生服务。现阶段，我国城乡居民享受的城乡公共卫生服务差距不断缩小，公共

卫生服务体系的公平性得到有效提升。

2016年，中共中央、国务院印发《"健康中国2030"规划纲要》，强调要进一步完善公共卫生服务，基层医疗机构应进一步强化对各类慢性疾病和传染病的防治力度，落实健康扶贫工程，不断优化医疗服务的供给模式和方法，强化对人民群众健康的保障力度。依据2018年相关研究数据，我国民众的健康素养由新医改前的6.4%提升至17.06%。从具体指标分析，民众自身的六大健康素养均得到一定提升，提升幅度最大的指标是健康信息素养、慢性病防治素养；从城乡差异角度分析，城市居民自身的健康素养水平为22.44%，农村地区为13.72%；从整体分析，城市民众的各项指标均高于农村，但农村地区各项指标的增速高于城市；从地区差异视角分析，西部地区民众的健康素养提升速度高于东部地区。

## 第二节　我国医疗发展面临的挑战

### 一、人口老龄化与慢性疾病增加

中国已步入老龄化社会，在"未富先老、未备先老"及养老、医疗、长期照料服务等社会保障制度不完善的情况下，如何解决世界上规模较庞大的老年群体医疗养老问题，为其提供丰富、便捷、高效的医疗养老服务，是我国目前和未来几十年面临的重大社会民生问题。

（一）人口老龄化快速发展

我国计划生育政策推行30多年，中国老龄化社会加速到来，预计 2020—2050 年中国将进入加速老龄化阶段。截至 2020 年底，我国 65 周岁及以上老年人口已达 2.01 亿人，占总人口的 14.7%。截至 2022 年底，全国 60 周岁及以上老年人口 2.8004 亿人，占总人口的 19.8%，我国已进入中度老龄社会。其中，65 周岁及以上老年人口 2.0978 亿人，占总人口的 14.9%。预计到 2035 年，老年人口将突破 3 亿人，占总人口的 22% 左右。这种人口结构的变化对经济和社会发展产生了深远的影响。

近十年中国人口老龄化将加速发展，形势更加严峻，呈现老龄化、高龄化、空巢化加速发展的三个新特征。随着人口老龄化的加剧，失能、半失能老年人的数量还将持续增长，医疗和护理老年人照料问题日益突出。人口老龄化、高龄化伴随而来的是健康问题增多，老年人生理与心理疾病越发普遍。失能老人增多对长期医疗护理服务需求迫切，且呈逐渐扩大趋势。

（二）慢性疾病增加

我国人口老龄化与慢性疾病增加之间存在密切的联系。随着人口老龄化的加剧，慢性疾病发生率也相应增加。一方面，人口老龄化使慢性疾病的风险增加。随着年龄增长，人体机能下降，免疫系统功能减弱，慢性疾病的发生率相应增加。例如，心血管疾病、脑血管疾病、糖尿病等慢性疾病在老年人群中的发病率明显高于青年人群。另一方面，慢性疾病也给人口老龄化带来一定的影响。由于慢性疾病需要长期治疗和护理，因此老年人在生活中需要更多地照顾和帮助，给社会和家庭增加了经济负担。

（三）健康状况下降

由于人口老龄化和慢性疾病的增加，我国居民的健康状况整体呈下降趋势。一方面，医疗卫生资源分配不均，造成部分地区和人群的医疗保障不足；另一方面，医疗技术发展水平有限，难以满足人们对高质量医疗服务的需求。此类问题导致居民健康状况下降，也给医疗卫生体系带来巨大的压力。

（四）经济负担日益沉重

人口老龄化对国家经济发展的影响不容忽视。一方面，劳动力资源减少，将会对经济增长产生一定的制约作用；另一方面，随着消费需求转变，国家经济结构也需要进行相应调整。此外，人口老龄化也会对投资环境产生影响，降低投资吸引力。这些因素都将对国家经济发展潜力产生一定的负面影响。

与此同时，人口老龄化给我国社会保障体系带来巨大的压力。一方面，养老金制度面临资金缺口和支付压力的双重挑战；另一方面，医疗保障制度需要不断完善以适应日益增长的医疗需求。此外，社会福利制度也需要加强建设，为老年人提供更好的生活保障。这些压力给我国社会保障体系带来了严峻的挑战。

从宏观的群体角度看，老年人群的医疗费用支出占所有人群总医疗费用支出的比例较大，上涨速度较快，超过了宏观经济增长速度。截至2022年底，我国基本养老保险基金总收入为68 933亿元，基本养老保险基金支出为63 079亿元。截至2022年底，全国共有4143.0万老年人享受老年人补贴，其中享受高龄补贴的老年人3406.4万人，享受护理补贴的老年人94.4万人，享受养老服务补贴的老年人574.9

万人，享受综合补贴的老年人 67.4 万人。全国共支出老年福利资金 423.0 亿元，养老服务资金 170.1 亿元。

从微观的个体角度看，医疗费用支出是老年人日常费用支出的重要组成部分，占个人收入的比重很高，老龄化成为个人和家庭的沉重负担。老龄化进程与家庭小型化、空巢化相伴随。随着人口结构老龄化形势日趋严重，老年人健康状况令人担忧。我国家庭规模日趋小型化，对老年人的家庭照顾功能不断弱化，照料老人几乎成为每个家庭的沉重负担。现有基本医疗无法保障老年人医疗需求，老年人医疗卫生服务需求高、医疗费用支出高、老年社会医疗保障缺失和不足与老年人收入水平相对较低之间的矛盾，加重了老年患者的经济负担。

（五）养老资源严重缺乏

随着人口老龄化和慢性疾病的增加，医疗需求大幅上升。一方面，老年人需要定期进行身体检查、治疗和护理，对医疗资源的需求明显增加；另一方面，慢性疾病患者需要长期治疗和药物支持，也对医疗资源提出了更高的要求。在我国快速发展的老龄化进程中，社会养老保障制度不够完善、第三方服务市场发育不健全、公益性老龄服务设施和网络建设滞后、老年社会管理工作相对薄弱、城乡区域发展不平衡等已成为未来发展的重大隐患。

中国养老资源严重短缺，分布极其不均。中国人口占世界人口的 22%，但医疗卫生资源仅占世界的 2%，并且分布不平衡。我国人口 80% 分布在县以下医疗卫生资源欠发达地区，而医疗卫生资源 80% 分布在大中城市，大中城市中又有 80% 的资源集中在各大知名医院。2022 年，每千人口执业（助理）医师 3.15 人，每千人口注册护士 3.71

人；每万人口全科医生3.28人，每万人口专业公共卫生机构人员6.94人。如果进一步分配到老年人，比例就更小。

（六）社会问题增多

人口老龄化带来的社会问题不容忽视。一方面，家庭结构变化使得传统的家庭养老模式受到挑战；另一方面，社会结构的变化导致社会流动性和社会参与度降低。此外，政治体系也面临老龄化带来的挑战，如选举制度、代表制度等都需要进行相应的调整。这些增多的社会问题给社会发展带来了一些不稳定因素。

因此，我们应该采取综合性措施来应对人口老龄化和慢性疾病增加的问题。例如，加强医疗卫生体系建设，提高医疗水平，加强慢性疾病的预防和控制，推动健康生活方式、完善社会保障体系以及推动社会和家庭对老年人的关爱和支持等。同时，我们也需要积极推动社会和家庭对老年人的健康教育和健康管理，增强老年人的健康意识和自我保健能力。

## 二、医疗资源分配不均衡

（一）医疗资源在城乡之间分配不均衡

我国医疗资源在城乡之间的分配不均衡现象较为突出。城市医疗资源丰富，包括先进的医疗设备、高素质的医护人员以及丰富的医疗技术。相比之下，农村地区的医疗资源相对匮乏，医疗设施不完善，医护人员数量不足，医疗技术水平也相对较低。这种不均衡现象主要是由于城乡经济发展水平不同，导致医疗资源在城乡之间的分配不均。

（二）医疗资源在地区之间分配不均衡

我国医疗资源在不同地区之间的分配存在不均衡现象。东部沿海地区由于经济发展较快，医疗资源相对丰富，而中西部地区的医疗资源则相对匮乏。这种不均衡现象主要是由于地区经济发展水平不同，导致医疗资源在不同地区之间的分配不均。

（三）医疗资源在人群之间分配不均衡

我国医疗资源在人群之间的分配不均衡现象比较明显。城市居民和农村居民、不同地区之间、不同社会群体之间获得的医疗资源数量和质量存在显著差异。这种不均衡现象主要是由于社会经济地位和政策因素等影响，导致医疗资源在不同人群之间的分配不均。

（四）医疗资源在专科和综合医院之间分配不均衡

专科医院往往拥有丰富的医疗资源和专业技术力量，而综合医院则相对缺乏专科领域的专业人才和技术设备。这种不均衡现象主要是由于综合医院更多注重全面医疗而非专科领域的发展。

总之，我国医疗资源的分配不均衡现象表现在多个层面，包括城乡之间、地区之间、人群之间以及专科和综合医院之间。这种现象不仅影响患者的就医质量和权益，也制约我国医疗卫生事业的发展。因此，政府和相关部门应加强对医疗卫生事业的投入和管理，优化资源配置，提高医疗资源的利用效率，努力实现医疗资源的均衡分配，为人民群众提供更加公平、公正、优质的医疗服务。

# 第三节　我国医疗信息化发展现状

## 一、医疗信息化概念

医疗信息化即医疗服务的数字化、网络化、信息化，是指通过信息技术赋能医疗行业以提高医疗效率。医疗信息化行业的上游主要由电子设备供应商组成，其成本占医疗信息化服务提供商总成本的比例较高。医疗信息化行业的上游行业技术更新换代较快，产品性价比不断提高，软硬件设备市场竞争激烈。医疗信息化行业中游参与者是医疗信息化服务提供商，行业下游主要由居民个人以及医疗服务机构构成。其中，医疗服务机构主要由医院、卫生院、社区卫生服务中心（站）、门诊部、疗养院、妇幼保健院、专科疾病防治机构、疾病预防控制中心、医学科研机构、各级医疗卫生行政管理机构等构成，覆盖范围较广，涵盖大型医院、中小型医院及各区域卫生中心。

## 二、医疗信息化发展阶段

在经济全球化、社会信息化进程中，我国医院已进入数字化和信息化时代，大型的数字化医疗设备在医院中使用，各种医院管理信息系统和医疗临床信息系统正在普及。医院信息化使医院工作流程发生改变和创新，促使医院得到全面发展。

我国医院信息化经历30余年发展，已初具规模并取得长足进步，医院信息化是实现医院现代化的重要任务之一，也是社会信息化不可缺少的组成部分，更是医院适应改革的必然选择。信息化是实现医院科学管理，提高社会经济效益，改善医疗服务质量的重要途径。现代医学发展需要信息化，医疗改革与医疗保险制度呼唤信息化，医院要在信息化进程中提高与发展。

我国医院信息化大体经历四个阶段。第一，单机单用户应用阶段。始于20世纪70年代末80年代初，这一阶段开始是以小型机为主，采用分时终端方式，当时只有少数几家大型的综合医院和教学医院拥有。80年代初期，随着苹果PC机的出现和BASIC语言的普及，一些医院开始开发小型的管理软件，如工资软件、门诊收费、住院患者费用管理、药库管理等，这一应用阶段的工作异常艰苦，在技术上能在屏幕显示汉字也是比较困难的事情。第二，部门级系统应用阶段。80年代中期，随着XT286的出现和国产化以及DBASEIII和UNIX网络操作系统的出现，一些医院开始建立小型局域网络，并开发出基于部门管理的小型网络管理系统，如住院管理、药房管理、门诊计价及收费发药系统等。第三，全院级系统应用阶段。进入90年代，快速以太网和大型关系型数据库日益盛行，完整的医院网络管理系统的实现已经成为可能，一些有计算机技术力量的医院开始开发适合自己医院的管理系统。一些计算机公司也不失时机加入进来开发HIS。这一阶段的HIS在设计理念上强调以患者为中心，在实现上注重以医疗、经济和物资三条线贯穿整个系统，在应用面上坚持管理系统和临床系统并重，力争覆盖医院各个部门。这一阶段，开发了全院数据充分共享的门诊、住院、药品、卫生经济、物资、固定资产、LIS、PACS等系统。第四，区域医疗探索阶段。近几年，国内一些大医院和一些有实力的机构开始探索区域医疗信息化，以实现在一定区域内医疗机构间医疗信息的交换和共享。要实现这一目标，先要建立跨医院的信息交换平台，在此平台上才能开发呼叫中心、远程医疗、双向转诊、分级医疗、人才培养、信息发布等应用系统。

目前，全国大部分三级医院已经建立了医院信息管理系统（MIS），医院信息管理系统已经成为医院管理业务运行中必不可少的基础性设施，基层医院的信息系统建设也在快速发展。同时，医院信息系统的开发和应用正在向深度发展，从侧重于经济运行管理，逐步向临床应用、管理决策应用延伸。

我国的医疗信息化建设起步较晚，主要受政策驱动，通过一系列的政策推动医院、医保、远程医疗等各个环节的信息化进程，规范行业发展方向。经过近三十年发展，医院信息管理系统的发展形势十分令人鼓舞，无论是国家、医院还是软件公司都投入了大量的人力、物力与财力。县级以上医院基本上建设有自己的医院管理信息系统，发达地区的乡、镇医院也开始建设医院管理信息系统。这说明医院本身对医院信息系统建设的认识迈上了新台阶，信息系统建设为医院带来的效率、效益与管理水平的提高，使医院管理层对信息系统建设的重要性和必要性有了更深的认识。

根据《中华人民共和国国民经济和社会发展第十四个五年规划和2035年远景目标纲要》，医疗领域数字化建设和智慧医疗建设成为"十四五"时期的重要任务。国家对医疗信息化的支持政策经历了从"适当推进"到"加快发展"再到"积极全面推进"的变化。近年，在若干政策指引下，医院信息化管理系统、电子病历系统、区域医疗信息互联互通等重点工作逐步得到完善。

## 三、医疗信息化行业发展现状

### （一）市场规模实现突破

自 2009 年新医改正式启动以来，我国医疗信息化市场继续保持较快的发展速度。医疗机构正在实现部门级应用向院级应用转变，卫生管理部门正在探索区域医疗卫生管理的信息化途径，电子健康档案与电子病历等一系列标准规范的出台进一步刺激了行业信息化应用投资的加速，众多厂商积极成立面向医疗行业的专门部门提供相应解决方案，以期在行业整体增长中捕获市场机会。

2011—2019 年，我国医疗信息化行业市场规模逐年递增，且增速保持在 10% 以上的较高水平。据发布的数据显示，2019 年我国医疗行业信息化市场规模约为 548.2 亿元，同比增长 11.5%。经初步核算，2022 年我国医疗信息化市场规模突破 630 亿元。

### （二）市场应用主体以医疗卫生机构为主

2015—2019 年医疗卫生机构 IT 系统市场规模占总体医疗 IT 系统比重呈下降趋势，从 2015 年的 81.55% 下降至 2019 年的 72.66%，其他医疗平台 IT 系统占比从 2015 年的 18.45% 提升至 2019 年的 27.34%。

总体来看，我国医疗信息化的主要应用市场仍然集中在我国医疗卫生机构。前瞻初步估计，2022 年医疗机构 IT 系统占比约 69.5%，其他医疗平台占比提升至 30.5%。

### 四、医疗信息化发展前景

医疗服务信息化是国际发展趋势。随着信息技术的快速发展，国内越来越多的医院正加速实施基于信息化平台、HIS 系统的整体建设，以提高医院的服务水平与核心竞争力。信息化不仅提升医生的工作效率，还使医生有更多的时间为患者服务，从而提高了患者满意度和信任度，无形之中树立起医院的科技形象。因此，医疗业务应用与基础网络平台的逐步融合正成为国内医院，尤其是大中型医院信息化发展的新方向。

新一代信息技术激发了电子病历数据应用价值的创新发展阶段。该阶段以大数据和 AI 技术的发展及海量临床电子病历数据的积累为前提，建设智慧诊疗应用体系，包含管理决策、健康管理、智慧养老、医药研发、慢病管理、诊疗决策、科研分析等多种应用场景，逐步构建服务于医生、患者的智能健康生态系统。电子病历是医疗机构信息化建设的基础，为远程病患信息传输和共享、远程医疗奠定了重要基础。

电子病历作为中国医疗信息化改革中的基础部分，其市场增长快于整体医疗信息化市场的增长。

在过去几年，美国医疗服务信息化行业取得了长足发展。Google 跟美国的医疗中心合作，为几百万名社区患者建立电子档案，医生可以远程监控。微软也推出一个新的医疗信息化服务平台，帮助医生、患者和患者家属实时了解患者的最新状况。英特尔也在几年前推出数字化医疗平台，通过 IT 手段帮助医生与患者建立互动。IBM 公司也在这方面有很大的努力。中国医学科学院院长助理、中华医学会健康管理学分会副主任委员黄建始指出，医疗服务信息化是医学科学发展的必然趋势，预约就诊在未来将越来越多，最后完全普及。预约就诊就是在知晓自身健康状况和医疗资源信息的情况下进行有目的地就医，也是满足人们个性化就医需求的必然。

据相关专业机构发布的《2022—2026 年医疗信息化行业现状调研与发展前景研究报告》显示，中国卫生部已经初步确定了中国卫生信息化建设路线图，简称"3521 工程"，即建设国家级、省级和地市级三级卫生信息平台；加强公共卫生、医疗服务、新农合、基本药物制度、综合管理 5 项业务应用；建设健康档案和电子病历 2 个基础数据库和 1 个专用网络建设。相对于发达国家来说，中国的医疗信息化程度还处于较低水平。国内医疗行业每年投入 IT 的规模约占卫生机构支出的 0.8% 左右，而发达国家则达到 3% ~ 5% 的水平。中国医疗信息化的未来发展空间广阔。信息化在医疗行业的应用具有重要意义，既能提高服务质量、挖掘医疗潜能，又能方便调配资源，更重要的是对保障医疗安全具有重要意义。从所处阶段来看，我国医疗信息化行业尚处于第二阶段（临床管理信息化）的初级阶段，但从发展来看，目前我国医疗信息化建设正如火如荼，医疗信息化行业处于发展以来的最好时期。

医疗大数据解决方案市场是指服务提供者提供大数据驱动并结合先进技术应用和医学见解的解决方案的市场，以满足医疗行业各个领域（包括医院、监管机构及政策制定者、生命科学公司及个人）的信息化、数字化及智能合成的需求。

作为中国医疗行业整体信息化投资的一部分，中国医疗大数据解决方案市场可分为医院、监管机构与政策制定者以及生命科学等三大领域。数据显示，中国医疗大数据解决方案市场超过 150 亿元，预计将增长至 212.6 亿元。

从渗透率来看，医疗大数据解决方案整体渗透率是指医疗大数据解决方案的销售收入占中国医疗信息化投资总额的百分比，我国医疗大数据解决方案渗透率为 7.2%，预计这一渗透率将超 10%。

## 第四节　我国智慧医疗应用的迫切性和必要性

### 一、医疗卫生不断变革

#### （一）医疗健康需求持续攀升

人口老龄化及慢性病负担催化医疗服务体系优化的需求。作为世界上唯一老龄人口过亿的国家，第七次全国人口普查结果显示，较 2010 年第六次全国人口普查，我国 60 岁及以上人口占比上升 5.4%，其中 65 岁及以上人口占全国人口的 13.5%，老龄化进程加快；老龄人口基数大、慢性疾病患病率高，我国 65 岁以上人群患慢性疾病比例为 62.3%，且据统计直至 2020 年，由慢性病导致的疾病负担占总疾病负担的近 70%，导致死亡人数占我国总死亡人数的 86.6%。老年护理已成为中国社会的"刚需"，解决老年护理的供给不足，保障高质量老年生活是人民日益增长美好生活的重要组成部分。通过信息化手段介入来优化医疗保障体系、促成养老模式的创新发展，实现"老有所养""智养质养"可极大程度减轻由人口老龄化、慢性疾病等引起的医疗服务负担。

（二）信息化政策落实营造新环境

强调医疗系统一体化建设，区域医疗信息的互联互通。政策是推动我国医疗信息化、智慧医疗发展众多因素中的重中之重。自 2009 年我国政府启动深化医疗体制改革措施后，政府陆续出台规范标准类、鼓励支持类等多种政策，指导医疗信息化高效有序推进；各省和地级市政府积极响应，颁布切实可执行的具体措施紧紧跟上。国家医疗信息化建设规划呈现阶段性特点，自"十二五"规划开始，国家明确提出加强医疗卫生领域信息化建设，有关医药、远程医疗的规范性法规相继出台，医疗信息化建设全面展开；"十三五"期间，建设以电子病历为核心的临床信息化系统，加速医疗信息系统的打通、多层级医院协同发展成为关注重点。2020 年新冠疫情更催化了医疗卫生平台一体化、标准化建设需求；未来在国计民生持续增长需求、新一代信息技术的加持下，以"普惠民生"为核心的医疗信息化将加速推进，打造以患者为中心的卫生医疗体系、建设智慧生态医疗是下一阶段的主要目标。

（三）数字基建逐步完善

信息化技术自身的快速发展，为医疗信息化产业的发展创造了诸多机遇。5G、物联网、大数据等诸多新技术成为实现医疗信息化技术的力量支撑，有效地支撑了各类医疗信息化应用的开发。当前，我国已经组建全球最大的 5G 网络，将这一技术应用在医疗服务中，能够有效强化医疗服务者同患者之间的沟通，有效提升信息和各类医学技术的传播效率。在 2016 年颁布的《关于促进和规范健康医疗大数据应用发展的指导意见》引导下，我国正在建设医疗大数据中心。依据相关部门规划，我国医疗大数据中心包含一个国家级数据中心、七个区域数据中心以及众多的应用发展中心。我国医疗数据中心的建设，将有效地推动医疗数据信息在全国范围内流动。大数据同人工智能技术的发展也改变了传统的医疗服务模式，物联网及云计算的发展则改变了传统的信息共享和服务模式。基于当前相关技术的发展方向可知，新一代信息技术必将同医疗信息进一步深入融合，进而提升医疗信息化发展水平。

（四）医疗信息化转型势在必行

优化和提升当前我国医疗服务水平的关键在于国家健康卫生领域相关机构强化统筹协调。我国医疗资源存在区域差异大、资源分布不均衡、医疗服务缺口持续扩大的基本特点。依据 2020 年相关部门的统计数据，我国医疗资源大部分集中在东部地区。东部地区的医院数量、卫生技术人员数量等各项医疗服务资源均显著高于我国中西部地区。在我国东部地区，存在经济发达的城镇占据了大部分的优质医疗资源，经济发展较为缓慢的人口密集区、乡镇，以及大城市的边缘地区也面临医疗服务机构不足的问题。大部分民众在面对重大疾病时，均需要前往大城市进行治疗，这一现象在提升患者就医成本的同时，也增加了大城市医疗服务体系面对的压力，导致医患关系紧张。借助信息化技术，推动医疗服务体系的信息化改革，已经成为当前优化我国医疗资源，提升现有医疗资源服务能力的主要措施。事实上，若缺乏国家相关部门的统筹规划协调，医疗信息化建设将进一步加剧我国当前存在的医疗资源分布不均问题，导致医疗服务面对的压力更大。在具体落实层面，信息化建设资金投入主要由医院投入和财政资金投入两部分构成。各类三级医院借助自身所构建的信息化服务体系吸纳了大量人才，为信息化建设创造了良好条件，并基于自身业务需要强化了信息化建设的投入，长此以往形成一定的服务壁垒。与之形成对比的是受限于资金以及业务发展，其他医院缺乏信息化建设的动力，信息化建设速度缓慢，导致医院之间的差距进一步扩大。

## 二、智慧医疗发展前景

以物联网、云计算、大数据、移动互联等为代表的新一代信息技术日渐深入城市生产生活，为解决我国医疗健康问题提供了良好方向。新一代信息技术应用于医疗领域，借助数字化、可视化模式，将有限医疗资源让更多人共享。从目前医疗信息化发展来看，随着医疗卫生社区化、保健化的发展趋势日益明显，通过射频仪器等相关终端设备在家庭中进行体征信息的实时跟踪与监控，构建有效的物联网，可以实现医院对患者或亚健康人群的实时诊断与健康提醒，从而有效减少和控制病患的发生与发展。移动互联网正推动医疗向个性化、移动化方向发展。

因此，基于新兴信息技术的"智慧医疗"体系是新医改目标的最直观体现，也是解决当前医疗卫生领域遇到问题和瓶颈的有益探索。智慧医疗是以信息技术为基础，实现个体信息健康资料的信息化、医疗的智能化。从宏观层面出发，智慧医疗拓展了医疗健康的概念，其以保障个体健康为中心，保持个体自身的健康活力为目的，通过产品创新、医疗模式创新等带动医疗服务能力提升，进而为民众提供更为个性化、便捷的医疗服务。从微观上讲，智慧医疗综合应用各类信息化技术，整合各级医疗资源，进而形成针对个体的全过程动态健康信息监测和服务体系。

当前，我国还处于智慧医疗发展的初级阶段，虽然我国医疗大数据的体量庞大，但是各级医疗机构的大数据以及互联网等不同来源的医疗大数据之间尚未实现统一整合及信息数据的互通。智慧医疗作为一种新的医疗服务模式，如何有效地整合这些医疗大数据、优化医疗大数据的挖掘、提取有效的数据，并通过相关软件或医疗信息平台应用到日常的医疗工作之中是一个巨大挑战。不仅如此，现阶段并不是所有患者都能完全接受智慧医疗这一新生事物，无论是对传统医疗的固有思想还是对接纳新生事物的抵触，都导致这部分人群认为智慧医疗可信度不高、难以接纳。用户知晓率和使用率比较低，很多患者群体并不知道智慧医疗是什么、有什么作用。因此，对智慧医疗的规范化宣传以及试点运行尤为重要，通过社会主流媒体官方进行宣传以及使用人群之间相互宣传，在宣传推广智慧医疗产品和平台时，与医疗机构和社区卫生服务机构进行合作，开展相关的讲座或培训。这样才能提高居民对智慧医疗的认知和接纳程度，进一步加快智慧医疗的发展。

未来几年我国智慧医疗市场规模将不断扩大，并且涉及周边产业范围很广、设备和产品种类繁多。市场影响不仅限于医疗服务行业本身，还将直接触动包括网络供应商、系统集成商、无线设备供应商、电信运营商在内的利益链条，从而影响通信产业的现有布局。高效、高质量和可负担的智慧医疗不但可以有效提高医疗质量，还可以有效阻止医疗费用的攀升。智慧医疗能够使从业医生运用搜索、分析和引用大量科学证据来支持他们的诊断，同时还可以使医生、医疗研究人员、药物供应商、保险公司等整个医疗生态圈的每一个群体受益。在不同医疗机构之间建立医疗信息整合平台，将医院之间的业务流程进行整合，医疗信息和资源可以共享和交换，跨医疗机构也可以进行在线预约和双向转诊，这使得"小病在社区，大病进医院，康复回社区"的居民就诊就医模式成为现实，从而大幅提升医疗资源的合理化分配，真正做到以患者为中心。

我国目前地区与城乡发展仍然不均衡，各地的医疗资源以及医疗水准仍然有一定差别，看病难、看病贵、用药难仍然是部分欠发达地区和边远地区居民卫生健康面临的突出问题。近年，我国不断深化医疗卫生体制改革。中共中央、国务院印发了《"健康中国 2030"规划纲要》，加快推进健康中国的建设，该规划纲要指出，应坚持预防为主的基本理念，倡导健康的生活方式，有效防范各类疾病的出现；应优化医疗服务制度，落实早诊断、早治疗、早康复的理念，有效满足民众对医疗的切实需求；应动员全体民众参与智慧医疗的建设之中，进而实现预期的建设目的，有效保障群众的生命健康。

# 第二章

# 智慧医疗

当前，我国医疗领域仍面临诸多挑战，其中尤以就医难、就医贵、老年医疗养老群体规模大、问题复杂等最为突出。前者是因为优质医疗卫生资源不足且分布不均、区域集中性明显、医疗卫生体制机制完善度差等原因导致；后者是由于中国已步入老龄化社会，当前的医疗、养老、长期照顾服务等基础设施和社会相关制度尚未成熟，如何应对世界上规模最大的老年群体医疗养老问题成为未来长期面临的重大民生问题。医疗领域研究人员和从业人员经过不断地研究和实践，认为基于新兴信息技术的"智慧医疗"体系是解决医疗卫生领域问题的有效途径。

## 第一节　新兴信息技术变革医疗卫生

近年，新兴信息技术呈良好发展态势，诸如人工智能、区块链、物联网技术、移动互联、云计算等技术成为科技领域关注度极高的热门话题，这些技术凭借极高的发展潜力和前景影响着众多行业，推动各行各业走向智能化、便捷化。同时，新兴信息技术也推动医疗卫生行业跨越式变革，极大地拓宽医疗卫生覆盖范围，降低医疗总体成本，大幅提升我国的医疗卫生水平。下面主要介绍支撑智慧医疗的重要技术：人工智能、物联网技术、云计算、大数据技术和移动互联技术。

### 一、人工智能

通俗地讲，人工智能是凭借智能算法、智能机器等方式达到模拟人类在推断、学习以及解决相关问题时所表现的智能行为目标。民众对人工智能比较深刻的印象可能停留在 2016 年人工智能程序 AlphaGo 以 4 胜 1 负的成绩击败了人类围棋冠军李世石。实际上，人工智能近年已经推动我国多个行业迅猛发展。其中，人工智能对医疗领域，特别是智慧医疗的拉动作用明显，以人工智能为核心驱动的智慧医疗已逐步渗入基因测序、辅助诊疗、医疗智能机器人、药物研发等领域。

人工智能主要包括语音识别技术、计算机视觉技术、自然语言处理技术、机器学习、AR/VR 等核心技术。语音识别技术是以声音处理为主要任务的全新人机交互方式，利用计算机技术对声音的音频、音调等信息进行分析和处理，识别和理解声音所表达的自然语音含义，并用作文本和命令转换。目前已经应用到生活中的软件功能，例如讯飞语音识别软件、微信语音转文字功能、实时翻译软件等。在国内外，语音识别技术在医学领域有诸多应用，包括利用语音识别技术进行医生问诊、病程记录、手术记录等工作，该技术在导诊系统和电子病历系统中应用极为广泛。

计算机视觉技术是以模拟人类视觉能力为目标，结合计算机技术和物联网相关设备，自动、准确地识别和分析图像、视频和文本等信息。计算机视觉技术在很多领域的识别和分析能力表现，已远胜人类传统视觉。计算机视觉技术在医疗领域的应用主要是仪器影像和病理切片分析与识别，如 X 射线断层扫描图像（CT）、核磁共振成像（MRI）、B 超扫描等医学图像分析和辅助疾病诊断、识别健康或病变组织，已应用于视网膜病变、乳腺癌、结肠癌、大脑、肝脏、骨骼和血管系统的诊断等。

自然语言处理通过各类理论和算法的研究，实现人与计算机以自然语言为媒介的高效交流和有效通信，使计算机拥有人类般的文本、语言处理能力，理解文本的含义，自动识别文本中涉及的对象和事件。自然语言处理技术在智慧医疗中的应用主要体现在以下方面：一是病历文本分析和挖掘，病历是记录患者诊疗过程的重要信息载体，智慧医疗体系下病历已全部实现电子化，改变传统纸质化病历易丢失、保存难度大、成本高、信息利用度差等弊端。以自然语言处理技术为手段，实现自动提取、分析和挖掘电子病历关键信息，帮助医生更好地了解患者病情和治疗效果，协助医生进行疾病预测和治疗方案选择。二是智能问答系统，系统能够对用户提出的问题自动准确地回复，给予关于病情和治疗方面的解答。三是医疗知识图谱构建，通过自然语言处理技术对医学文献、诊疗规范和临床指南等进行语义分析和实体抽取，从而构建丰富的医疗知识图谱，为医生提供全面准确的医疗信息。四是临床数据处理和分析，电子病历的广泛应用，已形成海量的临床数据，利用自然语言处理技术可以对临床数据进行分析和处理，挖掘内在的规律和知识，为医生的科研工作提供辅助。自然语言处理使医疗服务更加智能化、高效化和个性化，提高了医疗服务的质量和水平。

机器学习主要研究如何让机器从过去的经历中学习经验形成规则，对数据的不确定性进行建模并预测未来，在现代医疗领域主要应用于智能辅助诊断、药物研发、医疗管理等方面。智能辅助诊断帮助医生快速、高效提取患者的病历主要特征，筛选有价值的诊疗信息，辅助医生诊断，同时提升临床疾病预测准确度，在某些特定领域，其预测诊断精度已经超过人类专家。药物研发历来是周期长、投资大、风险高的工作，且还需要经过漫长的数期临床试验进行实证研究。机器学习的出现可以帮助研究人员从海量文献中搜索化学分子结构等信息，完成自主学习，为药物的研发提供新的思路和想法。基于机器学习的药物研发正在不断推进分子治疗技术革新，缩短研发周期，降低研发经费投入，提高新药研发效率。在医疗管理方面，机器学习可以根据医院情况进行建模，优化医疗资源配置，弥补医院管理漏洞。此外，利用机器学习的智能信息系统还能分析疾病和治疗之间的关联性，预测治疗进程，提高医疗机构的管理水平。

AR/VR 是增强现实技术和虚拟现实技术的英文简写形式。VR，虚拟现实技术，是一种计算机仿真技术，通过相应的模型搭建和场景模拟，创建可供使用者各种感官模拟的三维动态视景，便于使用者进行某些场景的可视化操作和交互。AR，增强现实技术，是以 VR 创设场景为基础，通过技术手段增强和拓展使用者对环境的感知程度。常见的 VR 应用场景有游戏制作、建筑设计、影视动画等，常见的 AR 应用场景包括游戏体验、教育领域等。例如，大家非常熟悉的支付宝扫福功能就是以 AR 为核心的体现。AR/VR 技术在协助建立手术方案、康复治疗应用、远程医疗等医疗健康领域已得到广泛应用，并取得显著效果。在协助建立手术方案方面，医生通过虚拟手术系统预演手术的整个过程，旨在事先发现手术中可能出现的问题，从而实现在虚拟环境中设计手术过程、切口位置和角度，提高手术成功率。在康复治疗应用方面，通过模拟肢体的各种活动帮助患者恢复身体机能，该系统以患者受伤的具体情况作为判断依据，为患者定制个性化恢复训练方案。康复过程是以游戏或有趣的任务作为康复形式，充分激发康复者的主动性和积极性。同时，每次训练过程的数据都会被系统详细记录，形成患者的康复数据记录，医生根据康复记录及康复效果，适当调整康复者的训练计划和强度，让康复计划最大限度地贴合患者。远程医疗主要是利用 VR 技术进行远程手术和远程康复，医生通过远程操作控制当地医疗器械的动作，完成远程手术指导或直接参与某些手术动作。此外，随着医疗方面 AR/VR 技术向更高层次发展，此技术还将在提供精准信息核实、缓解医疗资源分布不均等方面有更深入的应用。

### 二、物联网技术

物联网技术是各种感知技术的广泛应用，具体包括 RFID 技术、传感器技术、智能嵌入技术等。在医疗卫生领域，物联网技术主要应用于医疗信息数字化、过程数字化以及物资管理可视化等方面。通过物联网技术，可以实现数据的实时收集、医疗设备的充分利用和共享、医护管理智能化等目的。在物联网体系中，包含海量、多类型传感器，每个传感器作为一个信息获取源，按照一定频率周期性地采集不同特征的数据，如温度、湿度、气体浓度等。将这些数据通过各种网络途径传递出去，供其他处理模块使用。物联网在传感器基础上，可实现智能处理功能，对物体实施智能控制。物联网架构具体划分为三个层次，分别是数据感知层、网络通信层和应用服务层。数据感知层作为架构的最底层，利用传感器获取数据，之后将数据通过通信协议汇总到手机等终端；网络通信层实现数据的安全上传，并及时将必要的响应反馈到用户；应用服务层用于存储、分析数据，并将数据发送给第三方应用和服务。物联网技术在智慧医疗领域的应用如下：在数据感知层，传感器设备利用短距离通信协议组成身体感知网，同时采集人体的多项生理参数，包括体温、血压、脉搏、血氧、血糖等，并将这些数据通过个人服务器传送到远端服务器；在网络通信层，通过各项通信能力使相关服务更便捷，支撑技术包括短信、彩信、音视频能力、数据安全传输等技术；在应用服务层，实现智慧医疗的数据存储、分析、挖掘，并根据结果提供相应的健康和医疗服务。此外，物联网领域里的可穿戴设备也在不断渗透到医疗健康、医疗机器等多个领域，物联网将通过发展智能硬件不断渗透到多元应用场景，从而营造美好的生活环境，使生活变得更加便利和舒适。

### 三、云计算

云计算里面的"云"，是互联网领域中"虚拟化"的一种比喻表达形式，云计算是以虚拟化资源为基础，提供增加、使用相关服务的动态扩展机制。云计算拥有极其强大的计算能力，在一定程度上，可以让你体验每秒10万亿次的运算能力。云计算具有以下特点：①超大规模。通常拥有10万～100万台服务器作为它的基础架构，可以支撑用户的计算需求。②虚拟化。用户在服务支持范围的任意位置可以获取所需服务，用户通常看不到固定的实体，只需一台手机或电脑等终端设备通过"云"中的某个服务完成自己的任务。③高可靠性。系统中内置多副本容错、节点同构可互换等功能，为系统的高可靠性提供保障。④通用性。云计算对应用无限制，在"云"上可以部署多种类型、数量的应用，实现应用的无差别部署。⑤可扩展性。云计算中，物理或虚拟资源可以实现快速的水平扩展，通过自动化供应可以达到快速增减资源的目的，通过网络可以随时随地获得无限多的资源。⑥廉价性。因为"云"的特殊容错机制，使得云节点部署可以采用极其廉价的终端。此外，"云"的通用性进一步提升了资源的使用效率，用户通常花费较少费用就能完成任务。

云计算是当前最热门的技术领域之一，其产业规模和应用领域都在不断扩展，应用范围更是遍布金融、交通、医疗、教育等领域，其发展趋势有延伸扩展至全行业的态势。在医疗卫生领域，云计算在医疗数据存储与共享、远程诊断和治疗、医学研究和教育等方面均起着重要作用。医疗数据应用方面，传统的数据通常由医院自行本地保存，多地数据呈散点分布，无法实现共用共享，云计算出现后，医疗数据通过"云"实现上传和集中管理，不仅方便各地医院间数据的共用共享，还可以节约本地存储带来的存储和管理成本；远程诊断方面，云计算通过远程医疗设备实现远程诊断、治疗，减少人员移动成本，为偏远地区和社区提供更好的医疗服务，有效解决医疗机构资源不平衡等问题；在医学研究和教学方面，云计算为医学研究提供大量的数据支持。此外，其强大的计算和存储能力，也在推动医学研究向上向好发展。同时，云计算还可以为医学教育提供更好的教学体验和实验环境，帮助学生提高学习效果。

## 四、大数据技术

大数据具有数据巨大、增长率高、类型多样、价值密度低等特点，面对这类信息资产，必须选择新的处理模式，才能将这些数据的价值发挥到最大程度。作为大数据应用重要领域的医疗行业，也同样面临挑战。医疗行业每天产生海量的病例信息、病理检查等生物信息，以及呈平民化的基因组测序信息等，一直保持高增长态势，其数据呈现多态性、不完整性、时效性、冗余性和隐私性，其数量之大、种类之繁杂、结构之凌乱给医疗卫生行业带来前所未有的压力。为有效处理、挖掘海量的数据，大数据技术应运而生，且呈蓬勃发展之势。当前，非常流行的大数据处理平台是 Apache 公司研发推出的 Hadoop 平台，此平台在进行分布式计算和海量数据处理方面具有很大的优越性，平台上产生、部署的一系列项目技术，包括 HDFS（分布式文件系统）、MapReduce（分布式计算框架）、Hive（数据仓库）、Hbase（实时分布式数据库）、Pig（数据流处理）、Mahout（数据库挖掘）、Sqoop（数据库 EIT 工具）、Zookeeper（分布式协作服务）等构成了 1 个 Hadoop 生态系统。

大数据技术在医疗领域有着广泛的应用，可用于以下方面：一是患者档案分析，通过大数据技术分析病历库中海量的患者档案，分析总结各类疾病和人群特征关系，为某类疾病的易感人群提供预警。二是个人健康管理，利用大数据技术对个人健康进行生命周期管理。利用相关设备，获取个人饮食、睡眠、运动、体征特征等数据，通过对数据的观测和分析，及时发现身体的异常和重大疾病风险，进而给出健康干预方案。此外，还可以建立个人健康档案，方便入院就医时为医生提供翔实、客观的身体数据，便于医生制定更有针对性的个性化诊疗方案。三是疾病预测防控，公共卫生部门可以通过大数据技术对疾病发展规模进行监测，预判其发展动向，为后续防控争取时间。此外，还可以对历史疫情数据进行分析研究，建立传染病动力学模型，为疫情的防控提供指导。四是临床决策支持，临床决策支持系统是通过分析医生输入的内容，并与知识库中的内容对比，为医生提供错误提醒。该系统在工作过程中需要处理大量非结构化的信息，而大数据处理技术的优势就是对非结构数据的分析能力。因此，拥有大数据技术的加持，临床决策支撑系统的处理将更高效、更智能。

**五、移动互联技术**

移动互联技术是以移动终端为节点，以互联网作为联通网络，获取和处理节点上的信息，并在整个联通网络上提供信息相关服务。移动互联的网络结构支持高容量的网络接入，凭借此特性实现个性化、开放式的共享能力，是未来互联网的发展趋势。移动互联技术的特点是移动性、融合性、个性化、碎片化。移动性方便用户任意时间、在网络覆盖范围的任意位置获取和使用信息；融合性是指移动终端已经成为一个集通信、计算、多媒体、金融、健康管理为一体的平台，其功能会越来越强大；个性化支持用户根据自己的喜好程度，挑选移动服务的终端设备形式和服务内容，为拉近移动服务与用户的距离提供了基础，移动网络支持对用户的需求和行为特征进行实时分析，据此动态调整满足用户的个性服务；碎片化是指在时间上的不连续性，用户在终端上网经常是由许多短时片段组成。

在移动医疗领域出现的各种终端 App、小程序在医疗行业中发挥着极其重要的作用。很多诊疗行为均通过以上平台进行，平台为医生、用户提供了很大便利。具体来说，移动医疗在医疗领域发挥着重要作用。一是为医生的诊疗工作提供辅助，很多医院在查房、会诊时已摆脱早期携带大量纸质病历材料的模式，现在利用无线技术和平板等终端，在任意时间、任意医疗场景访问患者的电子病历等资料，了解患者信息，及时下达医嘱，高效处理医疗工作；二是帮助患者寻医问药，现在有部分 App 或者小程序成为患者寻医问药的咨询工具，患者可以在平台以求助或者悬赏的方式提出医疗问题，医生根据自己的情况进行帮助或者抢答，减少医疗人员和患者空间、时间、渠道上的沟通难度，实现医疗资源的优化配置。市面上现存的移动医疗 App 主要分为医药产品电商类、医疗工作者专业信息查询类、寻医问药需求类、预约挂号导医服务类以及部分领域细分类产品。例如，用于婴幼儿常见病用药指南类。正如人们如今使用手机、平板电脑等终端设备看新闻、购物、打游戏、聊天一样，移动互联技术也在推动医疗行业向移动化、便捷化、个性化发展。未来，移动医疗会凭借诊疗效率高、资源共享性强、医疗服务可及性强、智能化管理等优势，持续优化医疗行业中医生、医院、患者及医疗设备之间的连接能力，提高医疗机构的管理效率，方便患者就医，改善医患关系，提升医疗服务质量，在未来医疗行业中发挥更重要的作用。

# 第二节　智慧医疗的概念和目标

## 一、智慧医疗的概念

医疗是指通过对疾病或损伤的预防、诊断、治疗与康复来维护和恢复人体健康的一系列活动。它包括对身体和心理上的疾病、症状和异常进行诊断、治疗、预防和管理，以提高人类生命质量和寿命。在我们的汉语词典中，智慧的含义是"能迅速、灵活、正确地理解事物和解决问题的能力"。医疗和智慧两个词语的组合，则形成了一个新名词——智慧医疗。目前，业内对智慧医疗的概念尚处于探索阶段，大家通过探索形成了各有侧重的概念，但尚未形成完整的、准确的并且被社会公众所普遍接受的定义。当前，对智慧医疗主流的理解主要包括以下说法：一是从技术角度去理解，智慧医疗是一种全新的医疗模式，其技术核心是将物联网应用到医疗领域，利用物联网的完整链路快速传输信息，实现信息的共享共用。二是从合作形式去理解，智慧医疗建立了医院、医生、患者、家属之间全新的协同合作模式，为患者和家属提供了更加优良的医疗体验，也为医院和医生提供了很大的医疗工作便利。三是从数据应用角度去理解，智慧医疗的核心基础是电子病历，本质上是数据，以此数据为基础，形成了完整、海量的数据规模，这些数据实现了医疗信息的互联互通和共享共用。

当前，大多数人认为智慧医疗是指借助信息技术和人工智能等先进技术，将医疗服务、医疗管理和医疗资源进行数字化、智能化和互联化的一种新型医疗模式。它通过整合和应用大数据、云计算、物联网、智能感知等技术，为患者、医生和医疗机构提供更加便捷、高效、精确和个性化的医疗服务和管理。总体来说，智慧医疗具有互联互通性、协助共享性、预防预警性、跨域普及性、可靠可信性等特点。

（1）互联互通性

互联互通性是指患者不论是在医院还是在其他任意的地点，只要医疗健康服务者获得患者的查看授权后，均可以通过网络浏览患者的健康档案、病历以及服务记录等。此外，还可以会同行业其他专家对该患者的病情进行网上会诊，为患者提供更好的医疗健康服务。

（2）协作共享性

协作共享性是通过互联网和物联网，记录、整合和共享医疗健康信息和资源，实现不同部门、机构之间的信息交换和协同工作，为患者提供集预防、体检、诊疗、报销、康复为一体的医疗服务。

（3）预防预警性

预防预警性主要分为两种功能，一种是根据身体数据，结合重大疾病即将发生的征兆，进行大病预防提示，提醒人们及时到医院进行相关检查，防范重大疾病出现或者病情进一步加剧；另一种是根据日常监护数据，与健康阈值作对比，及时对出现危险信号的身体指标进行预警，如血压、心率、血氧等指标。

（4）跨域普及性

跨域普及性是指利用互联网等平台，拓展优质医疗资源的覆盖面和普及范围，缓解城市与乡镇、大医院和社区医院之间因地域、综合水平差距大导致的医疗健康服务质量差距大的现实问题，解决"看病难"的问题。

（5）可靠可信性

可靠可信性是指虽然个人健康信息全部存储、流转于网络平台，但是智慧医疗体系对信息的安全保护强度非常高，个人健康档案在没有得到个人同意的情况下，不会向任何人提供，不会产生任意范围的泄露。

## 二、智慧医疗的目标

智慧医疗的最终目标是实现全员全程健康管理，全力构建健康中国。为实现最终目标，智慧医疗要阶段性地实现如下具体目标。

首先，智慧医疗要实现医疗服务的普惠性和均等化。用户可以利用智能手机、平板等终端设备在移动通信和互联网的基础上实现移动健康应用的使用，包括就医挂号、结果查询和在线问诊等服务，这些快捷、方便的就医形式为社会层面的扁平化医疗模式推广提供了基础；提供高度共享的区域健康医疗服务，扩大医疗服务的覆盖面，提高医疗服务的普惠性和均等化。

其次，智慧医疗要提高医疗服务的质量与效率。一是要提高医疗资源的利用率，通过智能手机等终端设备进行疾病预防、健康管理，最大程度实现对患者等医疗受众的精准管理；患者通过物联网及移动技术应用将检查结果实时发给医生；医生能将所管理的患者的病历存入移动电脑和手机，关注患者的治疗情况。二是创新医疗模式，通过互联网、移动互联等技术实现远程问诊、远程手术，将大城市集中的优质医疗资源向偏远地区倾斜，大幅提升医疗服务效率。三是提升医疗服务精准化程度，在传统医疗信息化的基础上，实现包括内、外、妇、儿、老等专科医疗服务的精细化和智能化。

再次，智慧医疗要提升医疗安全和风险管理能力。智慧医疗对医疗行业带来的巨大变革和效益毋庸置疑，但也要注意其在医疗安全和风险管理方面的高标准要求。第一，智慧医疗系统的风险管理需要注意隐私保护，系统里面涉及大量的患者个人信息和医疗数据，一旦泄露将会对患者和医院造成严重的损害。第二，智慧医疗系统应具备高度的可靠性和稳定性，确保医疗过程的安全。系统一旦在医疗过程中出现故障或者宕机，将会出现数据丢失、图像解读错误以及病情延误等严重后果。第三，智慧医疗系统要符合一定的伦理规范和医学标准，确保医疗过程的可信度和准确性。

最后，智慧医疗要提高医患关系的和谐程度。智慧医疗将医院、社区服务中心、医院上下游的药物配送、报销等部门协同起来，把医疗领域专家、医生、医疗工作人员、患者、家属等人员形成有效的协作体系，构建形成高效、高质量和可负担的智慧医疗，为解决现存城乡医疗资源不平衡以及大医院拥挤情况，减少政府对医疗行业的监督成本提供了很好的实践路径，提高医患关系的和谐程度，提高国民的生活质量和整个社会的和谐氛围。

此外，智慧医疗系统的应用也需要我们认识到技术的局限性和人类的价值，不能将其过分夸大，只有在科学的指导下，智慧医疗才能发挥其作用，为人类健康事业带来更多的福祉。

# 第三节  智慧医疗发展现状

## 一、国外发展现状

以欧美为代表的发达国家在智慧医疗领域的研究起步较早，且已取得不小的成果。美国 IBM 公司于 2009 年首次提出"智慧地球"这一概念，共有六个智能领域，其中就包括智慧医疗，旨在通过先进技术构建医院、医生、患者、家属等在内的全新医疗生态体系，体系中各个角色均受益。早前，Khoury 等对"大数据和公众健康"进行了基本的理论研究，证实了大数据可以在公共医疗服务中得到有效运用，可极大地提升人类的健康水平。在此之后，Gong 等搭建了结合区域性医疗资源和生理信号监测的信息管理系统，实现了生理信息诊断实时化。同时，不少国外学者研究智慧医疗数据安全问题，Paul 等指出应明确移动医疗可穿戴设备的数据所有权问题，建立可穿戴设备健康监督在临床应用的相关数据分类法以及指定数据存储管辖权，这为智慧医疗的规范发展提供了思路。

美国依托先进的技术力量、雄厚的医疗资源、坚实的工业基础在智慧医疗领域发展得非常快。早在 2013 年，美国的 IBM 公司就开始研发沃森智能系统，目的是提升医院的现代化护理水平，促进精准医疗的发展。2013 年，美国政府为推广电子病历、搭建全国医生和医疗保健系统，投入巨资进行基础设施搭建，进一步实现医院医疗作业信息化、病历电子化及医院通信完善化，实现信息之间的高度整合。美国政府通过应用创新的信息及通信技术全面改造信息系统，将各医疗管理部门、各级医院及患者连接起来，并优化现行的区域性医疗服务系统，基于"电子处方"与"电子化病历"建设"医学协作平台"。目前，美国掌握着全球 80% 的移动医疗和智慧医疗市场。其中，美国的智能医疗装备出口量占据 40% 以上的全球市场，而法国、英国、澳大利亚等国家都在大力扶持智慧医疗，在智慧医疗领域有着很大的发展潜力。如今，人工智能已经深入医学领域，微软、谷歌、苹果等头部科技公司都已进入了智能医学领域，快速引领美国智慧医疗产业向前发展，包括医患沟通、移动医疗、电子病历、个性化诊疗等，特别是智能医疗知识库的建立，帮助 6000 多种临床过程建立智能诊断方案。

近几年，英国在智能健康方面也取得了长足的进步。2009 年，政府主导建立了国家级知识库和决策知识系统，对临床处方决策、医师辅助系统、电子处方系统、医疗知识图谱等系统也进行了支持；自2010 年起，无线远距离医学计划也随之启动。英国多年一直致力于运用信息技术推进卫生事业的现代化，以解决民众就医"难"的问题。目前，建设规模和成就已成为欧洲国家级卫生信息化建设的典型代表。

德国医疗信息化起步较早，近年德国一直致力于加强医疗信息化建设。在 2000 年，其医院 HIS 建设已达到较高的水平，实现了患者病历信息之间的资源互享。德国海德堡于 2010 年建成了第一座"绿色医院"，该医院采用了能源管理、患者诊断和通信系统等综合性的解决方案。为应对日益来临的老龄化社会，德国弗里德里希哈芬市启动了"独立生活"项目，致力于帮助行动受限的居民提升自我服务能力。此外，德国还开展了远程医疗会诊和诊断编码系统，其中远程医疗会诊是德国智慧医疗最为突出的部分。

澳大利亚为了更好地实现医疗电子信息管理和安全交换，于2005年成立了国家数字健康执行委员会，在委员会的引领下，国家在智慧医疗领域取得了很大的进展。2020年，将全民健康资讯服务范围扩大到整个国家。其中，电子化医疗系统、信息共享互动系统、医疗决策系统以及知识体系的构建，都是澳大利亚发展的重点。

### 二、国内发展现状

国内对智慧医疗的研究起步较晚，但也发展迅速。我国在20世纪90年代开始对智慧医疗开展研究。到21世纪初，我国在智慧医疗行业已经取得了非凡的成绩。当前，上至政府，下至各大科研机构、医院仍然在智慧医疗的实践道路上积极探索。现将智慧医疗在我国的发展情况介绍如下。

我国在20世纪90年代逐渐出现患者在线预约、健康咨询等服务，智慧医疗开始起步。此后，随着信息化技术的不断进步，智慧医疗的建设也在如火如荼地进行。2013年，国务院发布《关于促进健康服务业发展的若干意见》，明确提出要发展智慧医疗，加快推进医疗信息化建设。2015年，我国推出了国家电子健康档案系统，旨在实现患者健康信息的电子化和共享。2018年，国务院办公厅印发《关于促进"互联网＋医疗健康"发展的意见》，促进互联网与医疗健康深度融合发展。同年，国家医疗保障局发布了《关于开展分级诊疗试点工作的指导意见》，推动分级诊疗制度的建设，利用信息技术提升医疗资源的利用率。2019 年，我国启动了基本医疗保险电子凭证系统建设，标志着电子健康记录系统的推进。

在应用领域方面，智慧医疗已经在诸多方面取得了极大的应用，如辅助疾病诊断、远程医疗、医学影像、疾病风险预测和药物挖掘等方面。一些机构对胶囊内镜阅片工作进行改良，将人工智能辅助阅片技术引入，成倍提高了阅片效率，也提高了部分疾病的识别准确率。宦华敏等以慢性疾病作为研究对象，开发了相关疾病的管理系统，实现了慢性病医院就诊、社区管理的诊疗体系。在远程医疗领域，各类资本纷纷开始布局，阿里公司推出"未来医院"计划，百度公司建立"北京健康云"服务平台，腾讯公司与丁香园医疗健康网站合作，共同推出"丁香医生"App。2021 年，华为公司发布"华为云盘古"药物分子大模型，引发了人们对智慧药物研发领域的高度关注。

近年，中国政府、医疗机构和科技企业加大了对智慧医疗的投入和推广力度，各地相继建设了电子健康档案、远程医疗平台、医疗大数据中心等项目，推动智慧医疗在临床诊疗、健康管理等方面的应用。根据不完全统计，我国的基层医疗卫生信息系统覆盖率达到75%，已建设功能的使用率均超过了80%。智慧医疗的出现给我国的医疗系统带来了诸多变化，在提高医疗效率、个性化医疗、信息共享、健康管理等方面，均起到了非常重要的作用。

# 第四节　智慧医疗的建设内容

在中国新医改的大背景下，智慧医疗正在走进寻常百姓的生活。智慧医疗包括智慧医院系统、区域卫生系统和家庭健康系统。下面就这三部分内容进行简要介绍。智慧医疗方案架构如图 2-1 所示。

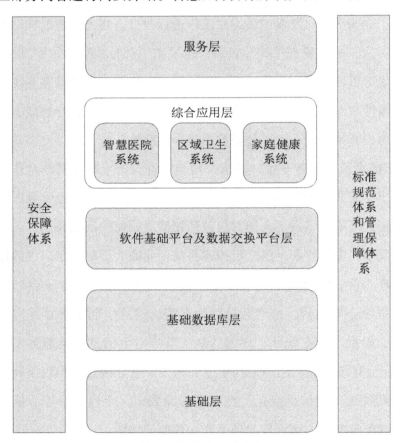

图 2-1　智慧医疗方案架构

## 一、智慧医院系统

根据国内形成的共识，智慧医院系统共包括两大部分，分别是数字医院和提升应用。其中，数字医院包括医院信息系统（HIS）、实验室信息管理系统（LIMS）、医学影像信息存储和传输系统（PACS）、医生工作站四个部分。医院信息系统是指利用现代化技术手段，包括计算机软、硬件技术以及网络通信技术，通过搭建自动化管理平台和相关配套服务支持医院的整体运行，其平台功能涉及医院及下设各个机构中的人、物料、财务流通和管理。同时，收集、存储、传输、处理医院内部及医院与其他机构、人员在各项活动中产生的各项数据，有效提高数据的利用率，提升医院的管理和运行效率。实验室信息管理系统是在实验室管理科学发展基础上形成的一项重要成果，是现代信息技术与实验室管理科学交叉融合后的产物，是将计算机网络技术、数据存储技术以及快速处理技术作为技术架构，对实验室进行全方位管理的包括计算机软件和硬件的平台。在日常诊疗过程中，往往会产生大量的图像资料，如 X 光片、超声、CT、核磁片等，医学影像信息存储和传输系统把这些医学影像利用模拟、网络等数字化形式保存起来，医生或者其他医疗人员在经过授权之后，可以随时调取所需图像。此外，系统还设有一些辅助诊断管理功能，该系统对医学影像起到良好的存储、传输等作用。医生工作站是医生在临床工作中使用的一个重要的信息化平台，平台的核心功能是帮助医生对患者的健康信息和医疗过程进行有效采集、存储、传输和处理。从应用场景上区分，工作站包括门诊和住院诊疗两大场景，前者给医生提供门诊坐诊时需要的接诊、检查、处方等操作功能；后者为医生提供住院流程中治疗、手术、出院等医疗操作功能。

提升应用是指通过大数据计算、处理，以及众多数据传输技术等技术手段在数字建设过程中起到医疗服务水平提升等作用的应用，如远程医疗、临床决策支持系统、智慧健康处方系统等。远程医疗是指克服区域医疗资源不均衡，或者针对某些重大医学问题、手术能够快速调集优质医学资源的方式，实现优势医疗资源的高度共享以及跨域优化配置。临床决策支持系统是指基于系统中海量医学数据以及先进算法，协助医生通过分析类似病例，为确定最佳的治疗方案提供有效参考。智慧健康处方系统是针对社区常见病和慢性病等，通过分析患者的用药习惯以及过敏信息，有效记录和分析处方信息，并提供科学合理的建议，为慢性病治疗和保健提供参考。

## 二、区域卫生系统

区域卫生系统是指在特定的区域范围内，根据地区的经济发展情况、人口结构特征、地理环境、卫生与疾病状况、不同人群需求等诸多因素，确定区域内卫生发展方向、发展模式与发展目标，合理配置区域内卫生资源，合理布局不同层次、不同功能、不同规模的卫生机构，使卫生总供给与总需求基本平衡，形成区域卫生的整体发展，并由卫生机构及卫生从业人员按照一定秩序和内部联系组成的系列平台的总称，具体包括区域卫生平台和公共卫生系统两个方面。

当前，我国人民对卫生健康的关注程度逐渐提高，加之我国人口老龄化逐渐加重，人民对医疗资源的需求也呈现急剧增加的态势，在此背景下，为应对经济发达地区和不发达地区资源不平衡问题，达到合理、高效利用医疗资源的目的，区域化整合功能平台——区域卫生平台应运而生。区域卫生平台包括数据集成、数据交换、数据分析、应用整合、远程医疗、健康管理、绩效考核、决策支持、公共卫生管理和科研支持等功能。平台通过建立与居民息息相关的健康电子档案，实现区域内医疗数据的信息共建、共享。区域内患者可以通过卫生平台实现预约挂号、读取报告、自助缴费、医疗咨询等。此外，区域内患者可以通过医疗平台查询自身的医疗健康档案，医生也可以通过区域卫生平台对患者就诊、治疗等医疗信息进行记录和共享。区域卫生平台一般是在充分考虑用户需求和实际情况的基础上进行的科学规划和实施。同时，平台会根据医疗卫生行业的特殊性质和业务需求，进行定制化开发和应用。因此，区域卫生平台在提高医疗服务质量和效率、促进医疗卫生事业发展等方面的适用性极强，发挥着非常重要的作用。

公共卫生系统是为解决社会宏观层面人群健康问题以及一些社会问题而搭建的信息技术平台，为了理解、记忆方便，我们把公共卫生系统和计算机系统进行类比，即公共卫生系统和计算机系统的构成要素一样——分为"硬件"和"软件"两部分。"硬件"即可以看得见、摸得着的东西，可以通过外部力量直接改变。在公共卫生系统中所表现出来有"硬件"属性的是参与公共卫生系统运作的人及这些人所要操作的物质产品。计算机的软件是在完整的硬件上流畅运行，公共卫生系统的"软件"也是在完整的"硬件"基础上运行的，即建立在参与公共卫生系统运作的人及这些人所要操作的物质产品上的，就是公共卫生系统中各种运行的具体的制度及指导运行的管理方式和管理手段。

卫生监督是我国国家管理卫生事务的重要管理形式，是国家公共卫生体系不可或缺的组成部分，也是执行现行国家卫生法律法规及相关条文，维护当前公共卫生秩序，保护人民群众健康，促进经济社会协调发展的重要保障方式，是国家卫生应急管理体系极其重要的组成部分，也是建设健康中国的有力保障。从信息化的角度讲，卫生监督管理系统是针对信息管理的信息化管理系统。卫生监督管理系统主要目的是提高当下卫生监督领域的工作效率、加强卫生监督日常规范化管理。从应用的角度上讲，可以把卫生监督管理系统理解成一个高度集成的工具，用于对卫生行业进行全面、科学、精准的监督和管理。该系统旨在保障人民群众的健康权益，通过对卫生行业的监督管理，有效预防和控制疾病的发生，提高公共卫生安全水平。

卫生监督管理系统包含健康档案共建与共享、健康检测与预警、医疗质量与管理三个重要子功能。健康档案共建、共享是以保护隐私为前提的基础上，将居民的个人健康档案信息共享给需要使用相关信息的医疗卫生机构，以提高医疗卫生服务的质量和效率。通过居民个人电子健康档案，医疗卫生从业人员可以迅速、精准地获取居民个人的健康档案信息，为居民提供有效的、个性化的医疗卫生服务，提高医疗卫生服务的质量和效率。同时，健康档案共享也能够避免医疗机构之间出现信息孤岛的现象，使得居民在跨医疗机构就医时不再需要花费大量的时间和精力重复填写信息，大大节约了时间和成本。健康监测与预警是通过居民电子健康档案实现对居民个体健康状况的实时监测和预警，及时发现潜在的健康问题并采取一定的干预措施，以减轻疾病的严重程度和对居民的影响。具体通过以下方面进行监测和预警：一是通过定期体检和健康状况问卷调查，将居民的健康数据采集并记录到电子健康档案中。这些健康数据包括医学上的生理指标、病史、用药记录等，可以为医生提供详细的个体健康信息和诊断依据。二是通过智能穿戴设备和传感器等现代科技技术手段实现远程健康监测。三是通过大数据和人工智能等信息技术手段进行健康风险评估和预测。通过分析居民的个体健康数据和群体健康数据，可以预测患病风险，并及时采取相应的干预措施。四是通过短信、电话、微信等便捷的方式向居民提供健康管理服务，如提醒居民按时体检、服药等。同时，居民也可以通过电子健康档案平台查询自己的健康状况和对应的健康建议。医疗质量与管理是指通过共享居民电子健康档案，实时掌握患者目前的健康状况和基本用药情况，为患者提供个性化的医疗服务。除此之外，医疗机构可以在诊疗过程中记录医务工作者的医疗行为，评估其医疗质量，及时发现诊疗过程中的问题，并及时解决。通过分析居民电子健康档案的实时数据，医疗机构还可以发现医生开具处方是否存在规范性、用药安全性等方面的问题，进一步提高医疗质量管理水平。

疫情发布控制系统通过数据深度挖掘、多维度分析、可视化等技术，对疫情数据进行实时监控、深入分析，提供当前医疗卫生领域疫情趋势分析、确诊病例分布情况、医疗资源分布详情、交互查询疫情分布及发展状况、自定义分析等功能，为政府等相关决策部门提供强有力的数据支撑，辅助政府做出科学有效的决策。疫情发布控制系统主要目标是收集国家、社会、网络层面的海量数据，整合各部门信息资源，建立动态"疫情监测"，提升我国对重大疫情的监测控制能力。目前，我国电子病历系统已经是非常成熟的信息载体，公共卫生部门利用该载体分析各地出现相同症状的范围、速度，以此研判某些传染病的传播速度和传播链，实现传染病传播、疫情传播的快速响应。

疫情发布控制系统是一个功能高度集成，智能化程度较为完善的防护产品，可以为政府相关决策部门提供较为全面、准确的数据分析与支持，帮助政府的相关部门更好地掌握疫情发展趋势，提高疫情防控能力。疫情发布控制系统还可以通过运用大数据挖掘技术，对疫情数据进行深入分析和预测，为政府决策部门提供更加准确、可靠的数据支持。

总的来说，公共卫生系统和智慧医疗是相互关联、相互促进的领域。通过智慧医疗科技的应用，可以极大地改善公共卫生系统的运行效率和服务品质，提高公众的健康水平和生活质量。同时，需要相关部门制定相应的政策和法规来规范智慧医疗技术的发展和应用，确保其在公共卫生领域的应用能够在合法合规的条件下为公众带来真正的利益。未来，随着科技的进步和全球健康需求的变化，公共卫生系统和智慧医疗将继续得到发展和完善。

### 三、家庭健康系统

家庭健康系统作为智慧医疗三大综合应用体系之一，是最贴近市民的健康保障。面对我国人口老龄化现象日益严重的现实，家庭健康系统显得更至关重要。它旨在填补这方面的空缺，尽可能提高老年人或者慢性病患者的生活质量。

家庭健康系统犹如一个私人医生，它理解每个家庭成员的独特需求，根据每个人的身体状况和生活习惯，通过各类健康检查终端设备和定位系统，如定位手表、定位手环、血压计、血氧检查仪、体温计、心电监测设备等，采集家庭成员的位置信息和体征数据。这些数据通过 GPS、蓝牙、Wi-Fi、移动通信等通信技术汇聚到网关，然后上传到服务器进行分析，提供专业的、个性化的健康计划和指导。无论是日常的健康管理，还是突发疾病的应急处理，家庭健康系统都能迅速做出反应，为家庭成员的健康保驾护航。家庭成员和私人医生可以通过 Web 页面或手机 App 等设备查看被监测人的数据，了解被监测人的位置信息和健康信息。医生还可以根据体检信息上传注意事项到服务器，服务器将注意事项推送给家庭成员，同时他们还可以使用 App 与家庭成员进行交流。

家庭健康系统由众多便利设备构成。例如，视讯医疗设备，用于对行动不便的病患进行救治和日常监护。远程照护功能，能够有效地解决居民健康管理意识薄弱和缺乏相应健康监测设备的问题，同时满足家庭成员之间对健康状况的关注需求。这种功能不仅可以提高慢性病患者的生活质量，还可以降低因健康问题恶化而导致的疾病风险。健康检测功能，利用人工智能技术实时收集并分析家庭成员的关键健康数据，如心率、血压、血糖等。一旦发现异常数据，系统会立即发出提醒，通知家庭成员和医生注意，确保能够及时干预和治疗，有效地保护每个患者的身体健康。智能服药系统，能够自动提示用药时间、服用禁忌以及剩余药量等信息，确保患者能够按时、按量、按需服药。这样一来，不仅降低了因遗忘或误服药物而导致的不良后果，还有助于患者更好地管理自己的健康状况，让用药更为科学和安心。家庭健康系统的应用极大地缓解了医疗资源的紧张，使更多人能够在第一时间得到有效的医疗关怀。由于家庭健康系统可以提供专业、便捷的医疗服务，一些常见的小病痛可以在家中得到及时治疗和护理，减少了去医院的次数和时间，减轻了医院的负担，也让更多人能够及时得到医疗关怀。

未来几年，我国智慧医疗建设将迎来高峰期。在 5G 浪潮下，移动数据宽带极大增强，从而为智慧医疗的家庭健康系统提供更加可靠的、低延时的通信保障。因此，以家庭为载体，以家庭成员之间的亲情为纽带，利用物联网、移动互联网等新一代信息技术，建立对慢性疾病患者、老年人以及婴幼儿健康进行监护和测量的智慧家庭健康监测系统显得尤为重要。

让我们共同期待家庭健康系统未来的发展，希望每个人都能享受更好的医疗关怀和服务。随着科技的不断发展，家庭健康系统也将不断升级与完善，为人们带来更加智能化、个性化的医疗服务。相信在不久的将来，家庭健康系统将成为我们生活中不可或缺的一部分，为我们的生活带来更多的健康和安心。

# 第三章

# 智慧医院系统

## 第一节　智慧医院系统概述

针对传统医院管理存在的信息孤岛、知识堆积、沟通阻滞、医院物资管理混乱等问题，智慧医院系统以建设数字医院和提升应用为目标。数字医院主要分为医院信息系统、实验室管理系统、医学影像存储和传输系统以及医生工作站四大内容；提升应用包括以大数据处理、图像处理为技术基础的远程医疗、临床决策支持系统、智慧健康处方系统等应用，打造门户管理一体化、业务流程规范化、信息管理专业化、物资采用透明化、人力保障科学化、移动办公便捷化的高标准场景。

## 第二节　数字医院

### 一、医院信息系统

医院信息系统（Hospital Information System，HIS）是以计算机软件、硬件技术以及网络通信技术为基础，对医院工作流程中产生的数据进行采集、存储、处理、加工等操作，实现医院及其各部门的人员、物料、资金的综合管理，为医院的整体运行提供所需服务和相应的自动化管理功能。医院信息系统以高运算能力的计算机、服务器、存储设备、多终端设备以及设备之间的通信链路作为底层基础架构，以涵盖众多功能的计算机软件、支持系统运行的数据库及其管理系统作为上层架构，软件包括系统软件、应用软件等。

医院信息系统作为提高医院管理和医疗服务质量的一套信息化系

统，包括医院管理系统、电子病历系统、医学影像系统、医药管理系统、医疗设备管理系统等多个子系统，这些子系统协同工作，信息共享，共同组成了高效运行的医院信息系统。以下对各个子系统的功能进行简要介绍。医院管理系统，是医院信息系统的核心子功能，包括负责医院员工考勤、信息、薪资等功能的人事管理模块，负责管理医院财务收支、费用报销的财务管理模块，负责管理医院药品、耗材、设备等物资的物资管理模块，负责处理门诊挂号、医生排班等事项的门诊管理模块，负责管理医院病房、护士站、病案管理等功能的住院管理模块；电子病历系统，是利用线上平台记录、管理患者的病历信息，包括患者的基本信息、就诊记录、诊断结果、医嘱等内容，通过电子病历系统，实现病患和医生的双向便利，患者可以随时查看自己的病历信息，医生问诊时可以调阅患者的过往病历信息，提高诊断和治疗的准确性和效率；医学影像系统，是用于管理和存储诸如 X 光片、CT 扫描、磁共振等影像数据，实现影像的数字化、长期存储和高度共享，医生可及时地查看患者影像数据，提高诊断准确性和有效性；药品管理系统，实现医院药品采购、库存、配送和使用等功能，提高药品的规范管理和使用的安全性与高效性；医疗设备管理系统，实现对医院设备的管理，包括采购、维修、保养、报废等功能，医院通过该系统可以及时掌握设备的状态，制订合理的设备维修保养计划，同时，该系统还可以监控设备的使用情况，提高设备的使用率和安全性。综上，医院信息系统是通过多个子功能的集成、协同工作，提高医院医疗服务的质量和效率，为患者提供更好的医疗体验。

医院信息系统是多学科融合的产物，其中包括计算机技术、通信技术、管理科学等，是计算机技术与医院管理、临床医学交叉融合的应用体现，在医院管理以及临床方面有重大的应用意义。第一，系统利用磁卡、条形码、App、公众号、小程序、短信等方式，优化形成以患者为中心的就医流程，着力解决门诊"三长一短"等现象。第二，拥有众多活跃用户的系统积累了大量的用户信息，为医生的诊断提供了大量的客观数据做参考，此外，结合各种辅助系统的检查结果，为诊断的准确性搭建了优良的信息基础，有助于实现最佳化的医疗质量。第三，利用软件标准化、病历电子化、日常管理自动化、医院运转无纸化、医疗信息网络区域化等手段实现高效的医院诊疗工作效率。

我国政府对医疗改革历来重视，医院信息系统随着国家层面医疗保障制度的完善也在不断发展，结合信息技术突飞猛进的变革，医院信息系统也会朝着以下几个趋势不断提升。一是系统标准化。各系统之间逐渐采用统一的设计标准、计算机网络技术、数据库技术，实现不同医院系统之间的数据交换，业务交流。二是规范化。系统中医院业务处理流程、数据处理过程实现规范标准化，优化信息通路，加速信息流通交换。三是高集成化。随着信息技术基础的荷载能力增加，医院业务的精细化和复杂化，诸多医院信息系统也会逐渐向高度集成化发展，现如今，一体化的医院信息系统建设正在从大城市到县级地区逐步推广，这也是向高度集成化发展的体现。四是智能化。医院信息系统在图像处理、数据检索、数据挖掘等人工智能技术的加持下，正在逐步提高其智能化程度。

## 二、实验室信息管理系统

实验室信息管理系统（Laboratory Information Management System，LIMS），是信息化技术构建的以数据库为基础的实验室管理功能集成平台，其管理对象主要涉及与实验室有关的人员、业务、物品、信息、经费等。该系统将实验室业务流程、涉及的资源以及行政管理等以科学化的方式进行管理，大大提高了实验室的检测效率，降低了实验室的运行成本，顺利解决了传统实验室手工作业中存在的各种弊端。

实验室信息管理系统的核心功能是检验工作流程管理，具体包括六大功能模块，分别是检验业务处理管理、监控管理、原始记录管理、数据汇总报表、日常办公管理、系统与安全管理，以上功能模块涵盖样品检测全过程，包括从收样、分样、生成检测报告的各个阶段，并且过程中有备忘、提示、自动生成报告等操作。除去检验工作流程管理这一核心功能外，实验室信息管理系统还集成人员管理、样品管理、仪器管理、试剂物料管理、系统管理等功能。人员管理是系统为员工建立电子档案，电子档案中记录员工的个人信息、培训记录、资质、权限范围等信息，只有被授权的员工方可操作指定的设备。样品管理包括检测的全周期管理模块，涵盖结果报告生成、费用报告生成、任务管理、试用样品库存管理、检测进度跟踪等功能。仪器管理实现了仪器全生命周期的管理，对仪器的采购立项、到货验收、档案建立、使用、保养、报废等步骤进行全过程管理，进一步提升仪器的管理效率。试剂物料管理实现对不同批次、类型、质保期试剂和物料进行分类管理，将物料从采购质检到分类存储、领料、退料、报废等流程进行全面管理，并且设置质保期到期提醒、低库存预警等功能，确保物料的可追溯性，提升实验数据的精准度。系统管理包括系统的基本功能设置，例如，系统管理员设置、操作员授权管理等用户权限设置，检测收费标准、食品检测标准等标准设置。

实验室信息管理系统在检测实验室应用中得到全面普及和推广，因其在检测行业和实验室管理工作中发挥着重要应用价值而备受认可，具体如下。第一，提高样品检测效率。系统帮助检测人员随时查询自己想要的信息，并且分析结果，自动生成检测报告。第二，提高分析结果可靠性。系统设有数据自动上传、特定计算、自检报错等功能，以上设置帮助检测过程消除人为因素，降低出错概率，提高结果的可靠性。第三，提高对复杂问题的分析处理能力。系统具有极高的集成性，将检测涉及的各类资源有机地整合在一起，检测人员可以随时查看样品分析的全过程，并且对结果进行查询，为问题的分析提供翔实的分析资料。第四，协调实验室各类资源。工作人员通过系统实现对实验室中各类设备、人员的有效利用，缩短检测周期，最大程度减少资源的浪费。第五，实现量化管理。系统可以提供对实验室各种信息的统计分析，通过分解、评估与控制，定量评估实验室各个环节的工作状态，得到工作人员或者管理者所需维度的分析报告，达到实验工作的全面量化管理目标。

### 三、医学影像信息存储和传输系统

医学影像信息存储和传输系统（Picture Archiving and Communication

System，PACS）是医院影像科室工作的主要依赖平台，平台将医院海量医学影像进行数字化存储，需要的时候在授权后可以快速调阅影像，实现影像信息的安全存储和快速传输。

从功能模块上划分，系统包括数据采集模块、影像核心处理模块、工作站、数据输出模块、通信模块等。数据采集模块是数据的采集入口，采集来自 DICOM 和非 DICOM 影像设备的图像，完成图像预处理，在保障图像完整性的基础上，将图像上传到服务器；影像核心处理模块实现图像数据的流转与存储，并将图像发送到图像诊断工作站，实现图像的不同状态存储管理，同时，该模块支持各类图像的查询、提取等服务；工作站提供主诊断影像、图像浏览与分析两个工作子站，前者将图像以高分辨率、多屏显示，支持医生进行在线诊断、医学教学等活动，实现医学图像的无胶片化、无纸化操作与管理，后者主要应用在临床图像应用、教学科研等领域，实现各类医学 DICOM 数字图像的显示与分析；数据输出模块常采用硬拷贝方式，利用激光胶片打印机、常规激光打印机进行介质拷贝输出，满足患者对影像硬拷贝的需求，此模块会在相当长的时间里一直保存下去，用于功能过渡以及满足患者的个性化需求；通信模块是局域网网络体系，通常采用星形总线结构的网络拓扑结构以及 TCP/IP、DICOM 的网络传输协议标准，良好构建了 DICOM 应用通信的硬件兼容问题。

医学影像信息存储和传输系统的应用，为医院放射科、病理科、内镜科、超声科、介入科、核医学科等众多科室带来了极大的工作便利，优势总结如下。一是减少物料及管理成本。该系统将医学影像全部采用数字化存储，大量节省了纸质、胶片等介质物料的浪费，此外，也节省了因为管理介质造成的费用支出，降低了管理成本。二是提高工作效率。数字化的存储实现了图像的随时随地读取、借阅，原本需要很长时间完成的借阅、打印、转运等过程，现在只需鼠标的一次点击就能实现，极大地提高了医生的工作效率。三是提高医院的诊疗水平。数字化的工作体系提高了众多医生的工作效率，医生可以将更多的时间和精力放在诊断上，同时，各种先进图像处理技术的引进也使更多疾病的微小细节和隐藏特征被发现，进一步提高了医生的诊断正确性，提升了医院整体的诊疗水平。四是进一步增加了医院的资源积累和交流协助。数字化后的图像对医院来说是非常重要的资源，这些资源对医学研究、教学以及业务交流都是非常重要的基础，是医院宝贵的技术积累，同时，因为数字图像的便利性，也为远程医疗提供了良好的应用基础。通过远程医疗可以实现医院之间的交流，以及重大疾病的会诊，医院之间做到互惠互利，共同进步。

## 四、医生工作站

医生工作站以临床的业务流程为基础，处理患者健康状况和医疗信息，分别进行采集、存储、传输、处理和利用等步骤。从功能模块上细分，平台包括门诊医生和住院医生工作站，分别实现门诊诊疗的接诊、检查、诊断、治疗、处方以及住院治疗的医嘱、病程记录、会诊、转科、手术、出院、病案生成等工作流程。现就医生工作站作具体说明。

门诊医生工作站是协助医生完成日常坐诊的医疗工作平台，主要功能包括诊疗业务处理、医疗信息的检索查询统计、系统设置等功能。诊疗业务处理包含门诊诊断记录、处方开具、检查检验开具、治疗处置、收治入院等操作。此外，系统还提供患者主诉、既往史的记录和查询、医嘱模板嵌套与使用等功能，为医生的操作提供计算机支持。医疗信息的检索查询统计是系统为医生工作提供的便利操作：一是快速检索功能，可实现对药品常规用法及剂量、费用、不良反应等医疗信息的快速检索，为医生提供处方的自动核检和咨询功能。二是查询统计功能，可实现对工作情况的查询汇总，涉及门诊日志、医生工作量、收费量、流水、患者历次就诊信息、处方、化验报告、检查结果。三是系统设置，为门诊医生提供个性化设置功能，包括科室名称设置、口令修改、诊断字典、输入法设置、界面设置等功能。门诊医生工作站通常与门诊挂号收费系统、药房系统、医技系统联系紧密，满足病患从进医院挂号开始，到看病、缴费、检查、获得医嘱、开药等一站式便捷化就医需求。

住院医生工作站主要应用于病房管理场景，为临床医生提供医嘱处理、病历书写、申请单开具、报告单查询、病历检索等功能。通常系统与护士工作站共同构成管理住院患者的综合系统，从功能模块划分上，分为核心业务处理模块、查询统计模块、系统设置等模块。第一，核心业务处理模块为医嘱管理、检验申请管理、手术申请管理、病历管理等。其中，医嘱管理模块包括日常的药物、诊疗等临时或者长期医嘱的下达与取消，医生下达医嘱后，系统会自动审核下达医嘱的完整性，并通知护士站执行医嘱，此外，系统设有医生医嘱管理的辅助手段，如药品查询、配伍禁忌以及医嘱的查询和打印；检验申请管理和手术申请管理模块为医生提供了直观、方便的形式，为医生与检验科室、手术科室建立了良好的业务协助媒介；病历管理模块为医生提供了规范、可控的病历工作平台，病历填写可选择系统自定义结构，也可定制个性化病历模板，同时，系统设置的授权功能，也对病历进行了权限保护，未经授权的人员无法修改他人书写的病历，实现病历的可控性。第二，查询统计模块。该模块是常规业务处理模块的延伸和补充，医生通过该模块可以方便、完整地查看患者的相关信息，包括病历、费用、医嘱等。此功能可根据不同的设计需求，选择与常规业务处理模块结合在一起，也可以单独列出。第三，系统设置模块。此模块是为医生提供一些相关的维护管理功能，包括医嘱项目的维护、给药频率和给药途径维护等。

医生工作站的设立和推广，对临床医疗工作和服务水平的提高起到了重要的推动作用。一是有助于临床诊疗工作的顺利进行，简化工作流程，提高工作效率。二是规范医疗流程，减少差错，提高医疗质量。三是有效实现多种信息资源的共享，充分发挥医院信息系统的整体效益。四是工作站在运行过程中形成的电子化档案是医院宝贵的数字财富，为临床学习和研究提供了翔实、客观、规模化的资料。五是有效确保患者临床信息的安全性和隐私性，让患者就医安心、就医放心。

## 第三节　提升应用

提升应用是指利用远程图像传输、大量数据计算处理等技术在数字医院建设过程中的实施应用，实现医疗服务水平的提升。

## 一、远程医疗

当前，计算机、通信、多媒体技术发展迅猛，已形成规模化、互联互通的网络架构，在此基础上，医疗领域以数字传输方式，通过多种核心技术和远程医疗软件系统建立起跨地域、跨单位的联系通道，实现咨询、诊治、教学、学术研究、手术等远程医疗任务。远程医疗服务包括远程病理诊断、远程医学影像诊断、远程会诊、远程监护等项目。远程医疗深入发展的一个方向是远程手术，医生通过 VR/AR 技术与网络技术，对远程患者进行一定的手术操作。例如，医生根据传来的医学影像，利用键盘、鼠标、"数字手套"等输入设备进行手术操作，所有的手术动作都会转换为程序指令传递到远程患者处，操控当地医疗器械的动作，实现远程手术。

远程医疗的平稳运行需要诸多的技术支撑，包括网络技术、多媒体数据库技术、电子病历技术、医学影像处理技术、视频会议技术。网络技术方面，支撑远程医疗的网络基础有诸多选择，例如宽带多媒体异步通信网、卫星网、公共数据网、综合业务数字网等。远程医疗处理的信息包括高分辨率的静态和动态图像、文字、声音、生理参数和辅助信息，这些信息需要合理地存储于存储介质中，这就需要多媒体数据库技术，通常选用支持分布式并发和多媒体处理的基于 SQL 的数据库作为后台数据服务器。电子病历技术是将传统纸质病历转化成电子文档形式，实现基于计算机的存储、查询、统计、数据交换等操作。医学影像处理技术现在主流的是 PACS 技术，PACS 系统以国际上医学影像设备图像传输接口标准（DI-COM3.0）格式采集、传输图像，方便专家的随时调阅。视频会议技术是指支持在线视频会议的技术，主要由终端设备、传输信道以及多点控制单元组成。传统的会议电视系统主要采用 H.320 标准并基于专线。现今，视频会议技术正向多媒体会议通信方向发展。远程医疗在实际应用中，能够为社会、医院、医生、患者解决他们在医疗领域中遇到的问题。对于社会，远程医疗可以缓解基层百姓日益增长的医疗需求和当地医疗资源配置不均之间的矛盾；对于患者，可以在当地享受其他地区、医院的良好医疗资源，实现方便、快速、经济的医疗服务；对于医院，利用远程服务引入大量知名专家资源，在短时间内迅速提高医院的知名度，防止患者流失，此外，在优良医学资源的加盟下，实施难度更大的医疗项目，实现医疗技术的提升。以下就远程医疗中的远程会诊系统和远程医疗监护系统作重点说明。

（一）远程会诊系统

远程会诊系统是实现多个医院资源互补、综合利用的重要平台。通过该平台，专家能够及时获得会诊患者的各项资料，包括病史、检验报告和各种影像资料。同时，能够通过高清视频观察患者，与之对话，并能和面诊医生开展讨论，指导其操作，犹如专家亲临现场诊断、手术一般，大大节约了时间成本和经济成本，优化了医疗资源配置，降低了医疗成本。

远程会诊系统通常将不同层次的医院进行联通，例如，三级甲等综合医院与基层医院之间或者部属综合医院与省（地市）医院之间，实现资源的合理利用。远程会诊系统通常包括远程会诊、远程教育、远程数字资源共享、视频会议、双向转诊及远程预约、远程专科诊断等功能。其中，远程会诊分为交互式和离线式两种，远程专科诊断分为远程影像诊断、远程心电诊断等功能。

　　为实现远程会诊功能，系统设计了七个模块，分别是远程会诊、病历资源采集、远程专科诊断、视频会议、远程教育、远程数字资源共享、双向转诊及远程预约模块，各模块之间相互协调配合，共同完成诊疗功能需求。远程会诊管理由交互式和离线式两个子模块构成，前者实现会诊专家与受助医院医生、患者之间的实时远程会诊，包括需求实时提出、会诊专家远程控制、监护仪等监测数据实时传输等步骤；后者实现非实时远程会诊，包括远程申请提交、病历上传、专家非实时浏览申请信息和资料、编写和发布会诊报告等。出于对系统可扩展性和可维护性的考虑，系统设置为基于浏览器/服务器（B/S）架构。

　　病历资源采集模块实现病历等信息的获取、录入、上传等功能，模块运用模拟信号处理完成患者的胶片、纸质病历、化验单、图文报告等信息。从 DICOM3.0 接口或者 PACS 系统获取的患者影像资料，通过实时生命体征信号处理完成床边呼吸机、监护仪等生命体征数据的采集与传输。

　　远程专科诊断模块实现影像、心电、病理的远程诊断功能。影像诊断利用 DICOM3.0 协议、B/S 的架构，实现获取影像资料的存储、再现、后处理、关键图标注、再保存以及会诊报告的书写和发布等功能。心电诊断支持从数字心电图机采集心电图信息，并进行无损的数据传输、存储、再现、上传等操作，此外，还包括心电图诊断、打印、报告的书写和发布等功能。病理诊断利用数字化扫描技术，实现病理切片向模拟数字切片的转换，并且支持对数字切片的缩放，对关键图的标记、保存，病理图文报告的书写和发布等功能。

视频会议模块为提供远程会诊服务所需的音视频交互功能。模块支持对异地摄像头进行远程控制，可以实时调整观察视角；支持多地多终端召开联合会诊会议，并做到多终端快速无缝切换申请；设置高清视频、音频录制和回放功能，满足学术交流、病例讨论等需要；必要时可对接互联应急指挥系统视频平台，完成音视频信息报送等功能。

远程教育模块有交互和课件点播两种培训模式。实时交互方面，支持音视频和课件同步播放、录像以及制作、整理、归档流媒体课件，同时还支持观摩远程手术、护理示教等功能；课件点播方面，支持点播、新增、删除、上传、查询课件等管理功能。远程数字资源共享模块支持各机构共享医学图书情报资源，实现典型案例分析、手术录像等资料的共享。双向转诊及远程预约模块支持上级医院和基层医疗机构之间的患者双向转诊以及远程预约会诊，具体是由上级医院出院的患者信息自动下转至患者所属的基层医疗机构，由基层医疗机构对患者进行随访和院后管理，同时支持基层医院完成预约挂号、检查、申请转换后，由上级医院完成受理和信息反馈等功能。

（二）远程医疗监护系统

介绍远程医疗监护系统之前，先给大家介绍一下远程监护的工作原理。远程监护是通过对人体诸如心电、血压、体温、血氧饱和度等生理参数进行连续监测，以达到研究或者监护病患生理功能指标的一种方法。通常利用面向家庭、出诊医生的各种远程监护仪器，将获取的数值以数字化或者波形显示仪器显示出来，供个人或者医生直观观测自己身体的各类指标是否正常。远程监护包含老人监护、慢性病观察、新生儿监测以及 ICU 监测等。远程监护是远程医疗监护系统工作的核心机制。

远程医疗监护系统是综合利用无线通信技术、计算机技术和智能信息处理技术，远程实时采集、传输、存储、处理、分析、显示生命体征数据的网络信息系统，在现有技术的不断完善下，已发展成为集院外预防、监测、急救和康复指导为一体的新型网络医疗应用平台。该平台通常由多个体征监测仪器终端作为数据采集端，由手机、平板终端等智能终端作为显示终端或者传输媒介。此外，在医院通常还设有中心数据库，用于对采集上来的数据进行智能分析，形成电子病历数据。在系统设置阈值后，就能完成自动监测和预警功能，同时向监护人或者医疗工作人员发送警告，监护人可以根据设备上的定位设备，发现患者险情并实施现场急救。远程医疗监护系统根据数据流程，划分为数据采集、数据传输、数据存储、数据分析四个步骤。数据采集是在现有生命体征监测设备的基础上进行改造，加装内置通信模块，实现数据采集和监测，常见的设备有无线血压计、无线血氧仪、无线血糖仪；数据传输是采用智能手机或者医院平板等智能终端，通过蓝牙、4G/5G、Wi-Fi 等通信技术接收采集设备采集到的数据进行显示，并同时传输到医院的中心数据库；数据存储是为了保证系统的可扩展性，采用数据库和 Web 服务器实现数据存储和访问；数据分析是采用智能信息处理技术对接收的数据进行实时分析和预警，指导诊疗、康复、组织抢救等。

## 二、临床决策支持系统

临床决策支持系统（Clinical Decision Support System，CDSS）是依据专家系统的设计原理和方法，通过智能信息技术达到模拟医学专家诊断、治疗疾病目标的辅助工具，它为医生和护士解决临床问题提供了强大的智力支持，也为促进全科医生的发展提供了新思路。CDSS 旨在评价和提高医疗质量，减少医疗差错，改善医疗流程，控制费用的额外支出。CDSS 根据不同的维度可进行多种分类的划分，例如，根据疾病覆盖方式，可分为全科或者单病种 CDSS；根据决策原理可以划分为基于规则、机器学习、信息检索的 CDSS；根据应用场景可以划分为辅助诊断、辅助治疗、医嘱审核、风险预测 CDSS；根据产品形式可划分为知识库查询类、患者信息交互类、系统嵌入类 CDSS。CDSS 主要包含四大基础功能，分别是开单项建议和监督、诊断辅助、治疗方案辅助以及知识库查询。开单项建议和监督是根据患者的基本信息以及主诉信息，为医生推送用于诊断和辅助确诊疾病需要做的检查检验项目，此功能还可对开单情况进行监督，确保开单合理性，对重复开单和开单互斥情况进行纠正或者提醒；诊断辅助是将患者主诉现病史以及检验检查结果等作为信息源，利用人工智能等技术对信息源进行分析，预测患者可能患病的概率以及判断依据；治疗方案辅助是根据患者个人的基本情况和疾病等情况，给出治疗方案建议，并推送给主治医生，为医生提供参考；知识库从广义上理解，除了上述的各种病历、辅助信息之外，还包括狭义范畴内的医学文献、操作手册、专家指南、药品说明书等资料，因此，知识库的查询就是对上述信息的查询。通常情况下，知识库会定期更新内容，同时也支持院方在后台对数据进行增删改查等操作。

CDSS 系统架构采用的是三层体系架构，分别是应用层、服务层和数据层。数据层是将医疗知识、医疗案例、权威医学书籍和期刊等全部纳入该层，起到类似知识库的作用，方便使用者在访问的时候，及时将相关文献或者信息调取出来；服务层类似于检索功能，在本层通过输入关键词来查找各种文献和案例，实现查询功能；应用层是对患者电子病历进行分析，生成最适合患者的决策方案，为医生提供辅助支持，简化医生的工作。

利用 CDSS 对患者病情特征进行数据分析辅助临床医生进行诊断决策的技术，已成为未来医疗领域发展的重要趋势，因此，CDSS 将沿着以下几个方面不断地发展和完善。一是电子病历系统完善化。电子病历是大数据分析的基础，电子病历的数量不断扩充增长，病历数据按照标准分级评估管理，让电子病历切实成为大型数据库检索的宝贵资源。二是开放式数据库建设。构建支持信息共享、数据交换的数据库，实现信息的交互性和开放性，为临床诊疗提供优良的技术支撑。三是分析方式智能化。利用先进的人工智能技术，以系统论和信息论等为基础，进一步优化分析方法，实现对人类智慧的进一步模拟，不断向着智能化趋势迈进，提高辅助方案的正确性。未来，随着人工智能技术的不断发展，更多功能完善的 CDSS 将用于临床，为临床医生提供更加准确、严谨的决策支持。

### 三、智慧健康处方系统

智慧健康处方系统，又被部分研究人员简称为智慧处方，该系统是在基层健康管理中，通过引入计算机技术、医学知识图谱技术以及人工智能技术，以社区常见病、慢性病的疾病管理三级预防和重点人群管理为主要切入点，提供相应类别的智慧健康处方，针对居民或者患者的疾病危险因素、疾病进程、个人偏好等因素，提供个性化的健康干预方案。同时，也为医疗工作者提供丰富、科学的健康信息，为基层医疗人员的精确化健康管理工作提供重要的辅助作用，从而提升基层健康管理服务能力和质量。现有的智慧健康处方系统已将药物使用指导、营养膳食、心理减压、有氧运动、戒烟限酒、疾病照护、康复自我管理、中医保健调摄等，精准关联 200 种疾病的八大类处方融合到系统中，此项目目前已在北京东城区进行了部分试用，有效解决了健康管理过程中缺乏有效工作进行支持等问题。

智慧健康处方系统先后通过三个步骤构建完成。第一，通过文献调研、专家会谈、病历筛选总结等方式，对社区常见病、慢性病等健康问题及需求、行为健康影响因素等方面进行全面分析，构建形成智慧健康处方库。第二，引入机器学习、人工智能、医学知识图谱等技术制定智慧健康处方，并且通过训练，完成能匹配患者个人情况的个性化处方生成模型，研发完成智慧健康处方系统。第三，通过试用等实践过程对系统进行实证研究，分析评估系统的实施效果。

智慧健康处方系统架构共分为四个层次，最底层是基础层，由云主机、云存储、中间件以及基层硬件构成，用于支撑系统的运行；基础层上面是数据层，通过数据库技术存储处方数据和居民数据；中间是服务层，是实现八大类处方开具的核心部位，此外还提供身份认证和数据安全等安全服务；最上层是应用层，应用层包含系统为居民以及工作人员设计的所有功能，包括处方生成、推送、查阅以及统计分析、居民管理等操作。系统主要应用推荐法完成处方与患者的最佳匹配，并且要基于用户健康水平变化、健康管理依从度等跟踪数据不断优化处方契合度，始终推荐生成最正确、最适合患者的健康处方。

智慧健康处方系统构建的最后步骤是实证研究，共分为实施和效果评价两个阶段。采用社区试点应用，选取同类别的社区作为对照社区，试点社区使用基于智慧健康处方的社区全程化健康管控模式，对照社区沿用传统健康管控模式，实施对照时间为 1 年。在效果评价方面，一方面采用问卷调查方式进行随访；另一方面通过居民的电子健康档案对与健康处方实施相关的信息进行提取。综合以上两个方面对智慧健康处方系统的效果进行评价。

系统针对社区常见疾病、慢性病等病症，基于疾病风险等级、用户偏好为用户自动匹配和推荐最适合的健康处方，实现健康处方的个性化和科学性，为探索新型的"互联网＋健康管理"模式，提高基层医护人员的服务能力，改善基层医疗服务水平和医疗效果提供了良好的平台。

# 第四章

# 区域卫生系统

　　在了解区域卫生系统前，先了解一下区域卫生与卫生系统。区域卫生从字面理解是在一定区域内发生的卫生行为。具体来讲，区域卫生是在一个特定的区域范围内，根据该地区的经济发展情况、人口结构特征、地理环境、卫生与疾病状况、不同人群需求等诸多因素，以确定区域内卫生发展方向、发展模式与发展目标，合理配置区域内卫生资源，科学布局不同层次、不同功能、不同规模的卫生机构，使卫生总供给与总需求基本平衡，促进区域卫生的整体发展，并由卫生机构及卫生从业人员按一定秩序和内部联系组成的功能整体。

　　世界卫生组织（WHO）定义卫生系统为"组织、机构致力于以维护、恢复和促进人群健康为目的的所有行动"，由卫生行政组织、卫生服务组织、第三方组织以及国际卫生组织组成。我国学者将卫生系统定义为："卫生机构及卫生从业人员按一定秩序和内部联系组成的功能整体"，由公共卫生服务体系、医疗服务体系、医疗保障体系、药品供应体系、卫生监督管理等多体系组成。

　　本章将从区域卫生平台和公共卫生系统两个方面介绍区域卫生系统是如何运作的。

## 第一节　区域卫生平台

　　什么是区域卫生平台？区域卫生平台的核心功能是数据的交换和共享，即实现一定区域内各种医疗卫生机构、行政业务管理单位和各种相关医疗卫生机构基本的业务信息数据交换和共享。所以区域卫生平台可以实现该区域内各个部门的信息系统之间进行有效的信息整合。

为什么要建立区域卫生平台呢？目前，虽然医疗卫生已经得到高速发展，取得了许多辉煌的成就，但是也面临着诸多挑战，如世界范围内人口老龄化、慢性病等。随着经济的发展，近年来，特别是全球新冠疫情发生以来，人民对健康的重视程度越来越高，关注的不仅仅是物质财富，更加关注自身身体、心理的健康状况。与此同时，全球范围内各种各样的病毒不断变异，人民对医疗技术及医疗资源的要求也不断提高，目前，我国面临着新生儿出生人口下降，老年人口逐渐增多的现状，现有的医疗资源已经不能满足人民对健康生活的需求，急需推进医疗健康领域的发展。同时，经济发达地区的医疗资源较为丰富，而经济相对落后地区的医疗资源较为匮乏。面对医疗资源分布不平衡的问题，都需要一个区域化的卫生平台，来实现对医疗资源合理的、高效地整合。

## 一、区域卫生平台需求分析

众所周知，区域卫生平台可以实现区域内医疗数据的信息共建、共享。与居民息息相关的是建立居民医疗健康电子档案。区域内患者可以通过卫生平台实现预约挂号、读取报告、自助缴费、医疗咨询等，还可以通过医疗平台查询自身医疗健康档案。区域卫生平台可以对患者就诊、治疗等医疗信息进行记录和共享。

某市 1100 平方千米内共有 118.6 万人，各级各类医疗卫生服务机构共有 512 家。经过多年的发展，已经陆续建成多个业务系统。虽然这些已有的信息系统功能很强大，涵盖的各种信息非常齐全，操作也简单、方便，但是，仍然存在一些问题。最主要的问题就是各个系统之间没有实现交互，信息即使已经很丰富了，却无法做到实时共享。即使做好了分享的准备，仍需要在各个系统间进行大量的格式转换工作。因此无法及时、准确、全面地形成卫生信息。随着人们生活水平的提高，对于公共医疗健康卫生的要求也不断提高。过去的医疗健康卫生系统是以医疗机构为中心，也就是医疗机构有什么检查，人们就做什么检查；医疗机构让做什么检查，人们就做什么检查。但是，现在人们多以自身为中心，而医疗卫生机构则是以患者为中心，关注的不仅仅是单次或者单项检查，而是全面的健康检查和健康管理。与此同时，医疗卫生机构之间可以进行协同合作，使得信息可以在医疗卫生系统内通畅传递和分享，这样医疗卫生机构就可以最大效率地开展服务。所以从这个意义上讲，该市的区域卫生平台的中心就不再是医疗卫生机构，而是区域内的居民。研究的主要内容也不仅仅是单项、单次的检查，而是全体居民的医疗健康档案。除此之外，还需要整合区域内平台上的其他信息，形成新的系统平台。新的系统平台要避免单一系统的种种问题，能够实现系统间的实时共享、实时操作信息。同时保证多个医疗卫生机构都可以在系统上办公、分享，做到无论是医疗保障机构还是民政等其他机构，都能够互通互联。

因此，从居民就医的角度上，当系统间可以做到互通互联时，患者在前往医疗机构就医时就不用像以往那样带着大量检查、检验数据资料，也不用每次去新的医院或是新的科室再重新做一遍检查。区域内的医疗卫生机构的电脑或者智能终端上都可以随时随地查阅到患者的过往数据和信息。医生可以根据这些检查、检验信息，做出相应的判断。过去会出现不同科室的医生对于同一个患者，由于专业不同，治疗角度不同，所以会开出重复的检查或者重复的药物。当区域卫生平台完全做到互通互联时，平台上的医生就可以根据诊疗记录和用药信息，并结合最新的检查记录和检验结果，形成新的诊疗方案。除此之外，5G 的发展，使得线上诊疗成为可能。可以足不出户和医生面对面交流，甚至是远程开展手术。当患者涉及多科室诊疗时，医生可以通过平台上已有的信息开展进一步的检查和治疗。例如，患者 A 想要在离自己最近甲医院的科室之间进行检查和治疗，当甲医院的医疗设备无法满足需求时，患者 A 需要自行更换到乙医院进行治疗。在乙医院治疗时需要就过去的检查、检验项目再进行一次吗？如果是以往的区域卫生系统，那可能是需要的，因为医生看不到甲医院中的所有检查、检验信息。但是现在甲医院中的检查、检验数据，可以供平台上有权限的医生看到，所以患者 A 到乙医院就不用再次检查，只需要对没有的检查项目进行检查。这样就减轻了患者的经济压力，减少了不必要的检查项目，缩短了看病时间。

上述的情况已经实现，"医联工程"就是很好的例子。上海就根据辖区的医院及已有的医疗基础，建立了"医联工程"。在上海全市 34 家辖属三级甲等医院的基础上，"医联工程"内的医疗机构可以做到医疗信息的实时共享和实时更新。当"医联工程"良好运行后，就可以把经验推广到全上海市的所有医疗机构中。这样患者在就医时则无须担心检查资料带来的不方便，这样的做法不仅上海实现了，北京也完成了医疗机构间的互通互联，下一步的构想是把"医联工程"推广到全国。在全国范围内做到患者有需要可以就近响应，按需求安排医生与患者对接，将患者从一开始的诊疗信息都记录在系统中。当患者异地就诊时，医生可以在平台上直接调阅到患者的全部信息，以匹配最合适的诊疗方案。即使患者再次需要转诊时，也不需要考虑太多，选择适合自己的医院后，相应的信息就可以随时在新的医院中查看，并得到相对应的治疗方案。

## 二、区域卫生平台建立现状

以健康档案为例，建设区域卫生平台首先需要构建一个基于卫生信息的数据服务中心。由于各系统数据记录和提取形式不一致，在使用数据时就会出现无法匹配或者无法使用的情况，那么就需要一个统一的记录和使用标准。有了这个标准，平台上的医生输入的数据是标准格式的，故提取数据时也是标准格式。平台上无论是社区医院还是各级医院，只要数据有变动，医生都可以看到数据的实时变化，并根据最新的数据和检查结果调整治疗方案。

需要制定统一的标准，有效地规范整合区域卫生平台上的医疗卫生业务应用系统，形成一个互联互通的医疗卫生业务协作网络。平台上各级医院、各级公共卫生机构等关系居民健康管理的医疗卫生服务机构，需要靠互联互通实现资源整合和信息共享，支撑业务开展。

这样的想法已经有很多省份落实了下去。这次我们以安徽省为例，看安徽省是如何操作的。和其他省份一样，安徽以往的系统也是比较落后的，系统间的信息基本没有互通互联，大大降低了工作效率。后来安徽省根据自己省份的特点，建设了医疗信息平台。截至目前，安徽省完成了对系统的完善、升级，已经将过去的数据进行了更新，并重新录入了其他新的数据，对于过去没有注册的信息，也进行了注册。对于输入和输出格式不一，无法使用的情况，安徽省也统一了信息录入和输出标准，将现有的数据设置为共享文件，同时也控制了数据质量下降的问题。平台目前接入的系统中，已经采集了将近300多万条医疗数据，现在还在进行数据的采集和录入。这样大量的数据就成为未来诊断疾病、开具处方的基础。当然有的数据是不可以直接使用的，还需要进行数据清洗、数据匹配和数据标准化等步骤后，再放入平台中共享、共用。

### 三、区域卫生平台功能

（一）数据集成

区域卫生平台能够将区域内各个医疗卫生机构、行政业务管理单位及各相关卫生机构的数据进行集成形成统一的数据中心，这些数据包括患者信息、医生信息和医疗设备信息等。

（二）数据交换

区域内数据高度集成后，信息极大丰富，为了便于对信息进行管理，区域卫生平台建立统一的数据记录、提取、交换标准，使得区域内各个医疗卫生机构、行政业务管理单位及各相关卫生机构之间的数据能够有效连通，实现信息实时共建、共享。

（三）数据分析

区域卫生平台可以对已经集成的医疗数据、用户数据等进行深入分析，为医生诊断、管理层做决策提供有效的数据支持。例如，医生可以通过分析患者在平台内所有的医疗诊治记录，为患者提供更准确、更有针对性的诊治方案。

（四）应用整合

区域卫生平台作为区域内各种医疗应用系统的整合平台，使得这些系统可以方便地相互协作和共享平台资源。

（五）远程医疗

基于现代科技的发展，区域卫生平台可以实现远程专家医疗，让有需求的患者在家中接受平台内专家的诊断以及相关医疗服务。

（六）健康管理

区域卫生平台可以为区域内居民提供个人的健康管理服务，如提供健康咨询、日常监测、慢性病管理等功能。

（七）绩效考核

区域卫生平台能够对医生的绩效进行有效考核，利用平台内数据支撑为医疗机构的管理提供有效参考。

（八）决策支持

由于区域内数据的高度集成和有效管理，区域卫生平台可以为管理层提供决策支持，例如，管理机构通过对区域内医疗健康数据的分析，为医疗资源配置、政策制定等提供依据。

（九）公共卫生管理

由于区域内人员数据和医疗数据已经高度集成，区域卫生平台可以为公共卫生管理提供有力保障，如疫情监控、健康宣传等功能。

（十）科研支持

基于数据集成和各系统互通互联，区域卫生平台可以为科研提供支持，如支持流行病学的调查和研究。

以平台管理员、社区医师、社区居民系统的用户为例，平台管理员可以创建、修改、删除信息组，每个社区卫生中心或卫生院为一组。平台中的医师可以根据需要，在自己权限允许的范围内，对平台中的数据进行增加、减少、更新和删除，并对管理范围内的信息进行分析。有了前期的操作作为铺垫，平台上的医师就可以在自己的账号权限内增加、删减和更新平台医疗信息。同时，也可以查看其他医师编辑的医疗信息。有了这些标准化、比较完整的信息，平台医生对于患者的病情就能够更加全面地了解。例如，医生可以通过医师工作台查看患者在家中或者其他地方检查的结果，匹配对应的治疗方案。以测量血压为例。现在人们测量血压不必前往医院或者诊所，在家中也可以轻松实时测量血压。和以往不同的是，过去测量血压仅从病理的角度记录、分析，现在不仅可以实时测量血压，还可以记录测量地点、测量时间、测量心情和测量环境，从多方位了解患者的状态，并将这些信息数据化、标准化，以得到全面准确的治疗信息和治疗方案。以上的治疗方案不仅仅是通过药物进行治疗，而是根据平台上的患者的所有数据，从生理和心理多方面给予治疗。

在家中自己的测量信息可以在平台上阅读，健康体检后的信息也会录入当地区域医疗系统的平台上。与以往不同的是，之前的平台信息只会根据提交的报告对患者的病情进行分级管理。这样虽然很直接，数据也很准确，但缺少长期的检测和对非生理因素的考量，得出的结论可能是片面的。所以需要进行定期的体检，以及对日常检测数据的记录，同时也要记录与身体情况相关的数据，如心情、天气等。这样的管理方式适用于类似血压、血糖不稳定的人群。无论是血压分级管理还是血糖分级管理，都可以分为基础数据和日常数据两种管理模式。在基础数据管理模式下，患者的个人基本信息、以往就诊的检查结果、用药方式与药量等数据都会被记录在平台上。这些数据作为患者的最基本信息，给医生诊疗提供参考，也就意味着依据这些数据可以做一些最基本的判断。除了基础数据，还需要补充日常数据。添加了日常数据，就可以更全面地了解患者的情况。日常数据包括患者在日常生活和诊疗过程中的所有信息。有了日常数据，系统就可以根据个人基础数据和日常就诊管理设置提醒，以防患者忘记按时就诊。

为了方便数据的编辑与更新，就需要医生高效地编辑自己想要编辑的内容。所以，在对应的医生资源库中，医生可以根据需要增加或者减少自己的学历信息、诊疗信息、科研成果及最新的科研动态和科研方向等。彼此之间交换最新的科研成果，了解库中医生的科研动态。除此之外，还可以时时掌握当前诊疗信息，了解目前该区域内患者的总体情况及用药情况。例如，流行性感冒病毒暴发前，根据库中的诊疗信息，可以预测感染人数的最高点，从而提前采取相应的预防措施。这样就可以做到提前预警，根据病毒的类型，组织辖区内的居民接种流感疫苗。

对于辖区内的居民，可以做到足不出户调整自己的用药状态。例如，患者每天都可以在家中测量自己的血压信息，将这些测量信息通过智能终端上传到系统中。患者之间可以每天交流自己的测量信息及健康状态，这些互动信息可以留存在库中。患者还可以更新自己的体检结果，便于医生实时掌握患者状况，根据最新的检查、检验结果及时调整诊疗方案和具体的用药量及用药时间。不仅如此，还可以根据现有的数据，提醒辖区内的居民通过调整生活方式和饮食方式等，以达到良好的健康状态。例如，通过血压波动数据反馈患者的健康指标，通过多方面的信息，提示患者什么时候喝水，什么时候吃饭，应该吃多少饭，什么时候吃降压药等。

建设区域卫生平台要充分考虑用户的需求和实际情况，进行科学规划和实施。同时，还要根据医疗卫生行业的特殊性质和业务需求，进行定制化的开发和应用。通过不断的技术创新和实践经验的积累，区域卫生平台将会在提高医疗服务质量和效率、促进医疗卫生事业发展等方面发挥越来越重要的作用。

## 第二节　公共卫生系统

在研究公共卫生系统前，需要先了解什么是公共卫生。公共卫生围绕的是人群的健康，在学科领域已经成为一种社会学科。公共卫生作为一种社会学科，研究的主要问题在什么层面呢？会在个人层面吗？显然不是。公共卫生研究更多的是宏观层面，而非微观层面。也就是说解决的主要问题不是一个人的问题而是宏观层面的人群健康问题。同样，有人提出公共卫生指的是去医院看病、治疗吗？当然不是。医院的诊疗只是公共卫生中很小的一部分。所以公共卫生要解决的也不仅仅是医院范畴中的看病、治疗疾病等内容，还包括运用科学的数据分析统计方法和仿真模型等，对社会中的现象进行干预和治理。那么从组织上看，需要的不仅仅是医院、疾病预防控制中心等医疗机构，还需要政府部门参与到其中发挥组织、调控作用。相对于医院、疾病预防控制中心，政府在医疗领域的专业性虽然不如前两者，但是政府有更强的公信力和执行力，可以协调社会中各种资源，从而起到积极的作用。所以从本质上讲公共卫生具有明显的正面外部效应，侧重于宏观调控，需要政府主导，其实质就是公共政策。

那么要研究公共卫生系统应从什么地方入手呢？那就要研究公共卫生系统的主要组成部分——"硬件"与"软件"。总结起来，"硬件"的特点就是能够直接操作，并在较短的时间内可以改变并发挥对应的作用。与"硬件"相匹配的就是"软件"了。那么公共卫生系统中的"硬件"和"软件"又是如何发挥对应的作用呢？事实上，公共卫生系统中"硬件"和"软件"的作用是建立在各自的本质之上的。"硬件"的主要组成是公共卫生系统中的人及这些人所要操作的物质产品，所以"硬件"想要发挥作用也要依托于这些人及物——通过公共卫生系统中的各种组织机构对系统中的人、物进行必要的调整。如适当的人事变动或者是面对疫情、地震等突发状况时物质资源的统一调配等手段，以达到在公共卫生系统中从"硬件"角度的调整。那么，"软件"又是通过怎样一种形式在公共卫生系统中起到作用的呢？众所周知，公共卫生系统中的"软件"主要是从管理的角度发挥作用的。即通过制定合理的管理手段以达到管理目的，如制定科学的制度；从目标管理的角度，制定合理的短期目标和长期目标；引入先进的管理手段，可以借鉴供应链管理手段，引入 JIT 管理思维等。随着现代科技的发展，计算机信息技术在短时间内不断进入公共卫生系统领域，使得公共卫生系统无论是硬件还是软件都可以在短时间内不断更新、完善。从组成结构的角度上公共卫生系统可以分为"硬件"和"软件"，那从功能的角度又如何进行分类呢？这就再次提到公共卫生系统的职能了。公共卫生系统主要的职能，从健康管理的角度上是检测区域内群众的健康状况，能够预防和控制区域内的疾病；从应急管理的角度上，能够处理突发状况，在保障人民生命财产安全方面发挥积极作用。公共卫生系统的这些职能看似相互独立，彼此之间没有很大的内在联系，但是实质上是互相依托，彼此之间互相发挥作用的，而这些功能的具体作用和发挥区域是不同的。例如，要能够对突发状况进行预警，并在第一时间采取积极的手段阻止态势进一步蔓延。所以公共卫生系统受到周边环境包括政治、经济、自然和社会环境的影响。整个公共卫生系统又是由几个子系统构成的，包括规制系统、资源系统、保障系统以及公共卫生服务和公共卫生管理系统。

智慧医疗是生命科学与现代信息技术融合的产物。智慧医疗以医疗、服务、管理等为重点应用领域，通过新兴信息技术手段和医疗业务深入融合，达到卫生健康诊疗提质增效、卫生健康服务升级的目的。

在公共卫生系统，智慧医疗技术发挥着至关重要的作用。例如，通过智能穿戴设备可对患者进行远程监测，可以对患者的实时健康状况进行监测与评估，及时发现和预防疾病；应用互联网技术，通过移动终端，可以为患者提供实时在线预约、在线咨询与诊疗、药品配送等服务，方便患者获取医疗服务；通过大数据分析和人工智能技术，可以对公共卫生数据进行收集整理和分析，为政府和卫生保健机构提供决策支持。

公共卫生系统由卫生监督管理系统和疫情发布控制系统组成。

## 一、卫生监督管理系统

2019 年 12 月 28 日十三届全国人大常委会第十五次会议表决通过了《中华人民共和国基本医疗卫生与健康促进法》。作为卫生与健康领域的第一部基础性、综合性的法律，该法律的出台是公民卫生健康权益保障的重大突破。《中华人民共和国基本医疗卫生与健康促进法》明确指出，国家要建立健全机构自治、行业自律、政府监管、社会监督相结合的医疗卫生综合监督管理体系。卫生监督是我国管理卫生事务的重要形式，是国家公共卫生体系不可或缺的组成部分，同时也是执行现行国家卫生法律法规及相关条文、维护公共卫生秩序、保护人民群众健康、促进经济社会协调发展的重要保障方式，是国家卫生应急管理体系极其重要的组成部分，是建设健康中国的有力保障。

从信息化的角度讲，在卫生监督领域，卫生监督管理系统已经实现了信息化管理。卫生监督管理系统主要目的是提高当下卫生监督领域的工作效率、加强卫生监督日常规范化管理。所以卫生监督管理系统所涉及的学科比较丰富，包括经济学、管理学、运筹学、统计学和计算机科学等。从应用的角度可以把卫生监督管理系统理解成为一个高度集成的工具，用于对卫生行业进行全面、科学、精准的监督和管理。该系统旨在保障人民群众的健康权益，通过对卫生行业的监督管理，有效预防和控制疾病的发生，提高公共卫生安全水平。

卫生监督管理系统中的医疗机构可以通过居民个人信息更加全面地了解患者的健康状况，提供更加精准、高效的诊疗方案。卫生监督管理系统中的医疗机构可以通过居民信息为患者提供个性化的健康管理服务，如根据患者的生活方式和用药情况提供健康咨询和建议。居民个人信息还可以为医疗机构的管理和评估提供基础数据支持，提高医疗服务的质量和效率。

（一）健康档案共建、共享

健康档案共建、共享是在保护隐私为前提的基础上，将居民的个人健康档案信息共享给需要使用相关信息的医疗卫生机构，以提高医疗卫生服务的质量和效率。在传统的健康档案管理模式中，居民的个人健康档案信息往往由个人保管或者某个医疗机构负责管理，各个医疗机构之间信息不联通，以致医疗机构之间信息孤岛现象较为严重，医疗卫生服务的质量和效率难以得到实质性提升。居民电子健康档案的出现，为健康档案共建、共享提供了有力支持。通过居民个人电子健康档案，医疗卫生从业人员可以迅速、精准地获取居民个人的健康档案信息，为居民提供有效的、个性化的医疗卫生服务，提高医疗卫生服务的质量和效率。同时，健康档案共享也能够避免医疗机构之间的信息孤岛现象，使得居民在跨医疗机构就医时不再需要花费大量的时间和精力重复填写信息，大大节约了时间和成本。

（二）健康监测与预警

居民电子健康档案可以实现对居民个体健康状况的实时监测和预警，及时发现潜在的健康问题并采取一定的干预措施，以减轻疾病对患者的影响。居民电子健康档案可以通过以下几个方面对健康进行监测和预警：一是通过定期体检和健康状况问卷调查，将居民的健康数据采集并记录到电子健康档案中，这些健康数据包括医学上的生理指标、病史、用药记录等，可以为医生提供详细的个体健康信息和诊断依据。二是居民电子健康档案可以通过智能穿戴设备和传感器等现代科技手段实现远程健康监测，例如，心脏病患者可以佩戴心率监测器，将实时心率数据上传至电子健康档案中，医生可以通过心率数据分析对患者的健康状况进行实时跟踪和预警。三是居民电子健康档案可以通过大数据和人工智能等信息技术手段进行健康风险评估和预测，通过分析居民个体健康数据和群体健康数据，可以预测患病风险，并及时采取相应的干预措施。四是居民电子健康档案还可以通过短信、电话、微信等便捷的方式向居民提供健康管理服务，如提醒居民按时进行体检、服药等。同时，居民也可以通过电子健康档案平台查询自己的健康状况和对应的健康建议。居民电子健康档案的健康监测和预警功能可以提高个体健康管理的精准性和时效性，为居民提供更加全面和优质的公共卫生服务。

（三）医疗质量与管理

近年来，随着现代医疗技术的不断提高和基础医疗服务的不断扩展，公共卫生系统医疗质量管理变得越来越重要，居民电子健康档案正是一种提高医疗质量管理水平的有效手段。通过共享居民电子健康档案，医疗机构实时掌握居民目前的健康状况和基本用药情况，可以为居民提供个性化的医疗服务。除此之外，医疗机构可以在诊疗过程中记录医务工作者的医疗行为，评估其医疗质量，及时发现诊疗过程中的问题，并及时解决。例如，通过卫生监督管理系统，医疗机构可以对医生开具的处方进行监控，发现和解决处方中出现的错误等，以提高医疗质量和诊疗安全性。此外，居民电子健康档案也可以为医疗质量管理提供有效的数据支持。医疗机构可以对居民电子健康档案中的数据进行深入分析，及时发现医疗质量问题，并采取相应措施加以解决。通过居民电子健康档案的实时数据分析，医疗机构还可以发现医生开具处方是否存在规范性、用药安全性等方面的问题，以进一步提高医疗质量管理水平。因此，居民电子健康档案的应用可以为医疗机构提供更加全面、科学的数据支持，有效提高公共卫生系统医疗质量管理水平，为群众提供更好的医疗服务。

## 二、疫情发布控制系统

疫情发布控制系统是通过数据深度挖掘、多维度整理及可视化等技术，对疫情数据进行实时监控、深入分析，提供当前疫情趋势分析、确诊病例分布情况、医疗资源分布详情、交互查询疫情分布及发展状况、自定义分析等功能，为政府等相关决策部门提供强有力的数据支撑，辅助政府做出科学有效的决策。疫情发布控制系统可以结合具体的疫情数据及相关用户需求，实现数据可视化、智能化，以帮助政府及相关决策部门快速掌握疫情发展趋势及疫情分布状况，提高疫情防控能力。同时，疫情发布控制系统还可以通过多维计算机分析技术，对疫情数据进行深入挖掘及统计分析，为决策部门提供更加全面、准确的数据支持。数据分析离不开大数据支持，大数据可以通过手机信息、智能化处理、云计算等技术，对相关数据进行自动获取、深入挖掘、智能分析，从中归纳发展规律和趋势，并利用分析出的趋势和规律进行监测与预警。所以，为提升我国在智慧医疗领域疫情防范控制环节的监测、控制及预警能力，可利用大数据挖掘技术，结合疫情发布控制系统，辅助国家重大疫情治理工作的开展。

疫情发布控制系统的后台是大数据层的"疫情监测",其主要目标是通过对国家层面、社会层面、网络层面等海量数据的收集,整合各种部门信息资源,提升我国面对重大疫情的监测控制能力。所以疫情发布控制系统的支撑基础就是"国家数据"的疫情监测控制系统。目前,当重大疫情来临时,我国的医疗卫生部门还面临着一些无法解决的问题,例如,信息传递效率较低,无法及时采取相应的措施阻止疫情的快速蔓延;信息公开程度较低,相关的信息只能在一定范围内传播;传递资讯的部门公信力不足,部分信息无法被人民欣然接受等。当前,信息技术高度发达,使得各种各样的信息系统层出不穷,良莠不齐。由于各个职能部门都拥有独立的信息管理和信息发布系统,使得部门内交流信息比较方便、通畅。但是,部门之间的系统大多是没有交互的。结果就是 A 部门的系统文件格式与 B 部门的系统文件格式不一样,彼此之间不兼容,无法进行实时的信息交流与沟通。这样想要进行信息交换时就不得不先进行信息文件格式转换,转换时长又因系统类型、文件类型和文件大小的不同而不同。等到信息格式完成了转换,可能已经错过了最佳的解决时间。即使是上述的文件格式统一了,但是又可能面对着同一个文件,不同的职能部门所制定的标准不一致:同样的现象或者同样的文件,甲部门认为当下的情况是合格的,无须采取相应的措施,而乙部门则认为已经到了很严重的地步,需要尽快采取相应的措施,以防态势进一步扩大。这样就使得同样的情形,不同的执行标准导致不同的结果。所以,如果各个职能部门能够统一使用互联互通的信息管理系统,采用统一的执行标准,打破信息隔离的情况,那么这些效率低下、信息失真的问题基本会迎刃而解，当重大疫情来临时，就可以提升监控、防治能力，避免不利的情况迅速扩大。当然以上的这些论述并非天方夜谭，而是基于在全国范围内的疫情数据监控与治理现状。这样的想法与措施早已在国外得到广泛的应用与认可：如全球新兴传染病监测系统（GEIS），致力于整合全球医疗卫生监测系统、疫情发展状况调查及日常训练。美国卫生部对传染病医疗方面相关的数据进行公开，基于现有数据和技术建立了细菌传染病监测 PulseNe 系统和食源性疾病主动监测网。目前，我国已经不是过往看病需要带好各种纸质检查报告、各种影像资料的时代，只要在一个医疗系统内，登录相应的数据管理系统，主治医生就可以看到患者全部的电子病历，调阅患者从开始患病到当前诊断的全部过程，以做出全面的分析。例如，各地疾病预防控制中心就可以通过分析系统中的标准化病例信息，从而得出这些信息所呈现的相同或者相似的特征，进而预测、预防某种类型疾病的暴发和流行，做到在短时间内采取措施，迅速应对。

据此，该系统必须具备交互查询功能，用户可以通过简单的操作，快速查询所需的信息，如确诊病例数量、医疗资源分布情况等。所以，需要建立健康档案信息共享体系标准和建立系统化的健康档案储存读取系统。

（一）建立健康档案信息共享体系标准

建立健康档案信息共享体系，是实现居民电子健康档案在公共卫生服务中应用的首要环节。只有建立了信息共建、共享体系，才可以实现跨地区、跨机构、跨部门的健康档案信息共享，才能提高整体医疗卫生服务的效率和品质。

首先，建立健康档案信息共建、共享体系需要统一的标准和规范。在国家宏观层面制定统一的严格标准和执行规范，确保健康档案信息具有统一性和可比性。其次，需要建立健康档案信息共建、共享的技术平台。健康档案信息共建、共享的技术平台必须具备安全、可靠、高效、便捷等特点，同时还需要与各级医疗机构的信息系统互通，以实现信息的共建、共享和交换。最后，需要建立健康档案信息共建、共享的管理机制。管理机制须包括对健康档案信息的分级权限管理、数据安全和隐私保护等方面的规定。同时，必须建立健康档案信息共享的运营规范和监管机制，以确保健康档案信息合法共享、规范运行。综上所述，建立健康档案信息共享体系是促进居民电子健康档案在公共卫生服务中应用的重要手段，要从标准、技术和管理三个方面进行全面推进。

（二）建立系统化的健康档案储存读取系统

在居民健康档案的管理应用中，建立系统化的健康档案储存、读取系统是很重要的。目前，许多地方的健康档案管理存在着档案分散、信息不互通等问题，导致医疗服务效率低下。为了解决这些问题，建立一个系统化的健康档案储存、读取系统显得尤为重要。建立系统化的健康档案储存、读取系统可以使居民的健康档案得到完整收集和有效的管理，便于公共卫生系统的医务工作者查看和利用，以提高医疗服务的效率和质量。同时，系统化的健康档案储存、读取系统可以有效减少重复收集和信息录入的工作，避免信息的大量重复和多次输入带来的错误，使数据的准确性和完整性得到大大提高。不仅如此，系统化的健康档案储存系统还可以使健康档案信息的安全保护和备份得以实现，避免了由于系统故障等非人为因素或信息泄漏等问题导致不同程度的安全隐患。建立系统化的健康档案储存读取系统，需要考虑以下几个方面：首先，建立一个能够支持多样化信息接入、数据整合和信息安全保护的健康档案管理系统，这是技术层面上的问题。其次，制定和完善有关健康档案的法规和政策，要明确各方的责任和义务，这是政策方面的问题。最后，加强对健康档案管理工作人员的业务培训和管理，完善健康档案信息的质量控制和监督审查机制，这是资源方面的问题。只有多方面共同努力，才能建立一个真正适用、可靠和高效的健康档案储存读取系统。此外，该系统还可以根据用户需求进行自定义分析，帮助用户更好地了解疫情发展趋势和防控措施效果。

总之，疫情发布控制系统是一个功能高度集成、智能化程度极高的防护产品，可以为政府相关决策部门提供较为全面、准确的数据，帮助相关部门更好地掌握疫情发展趋势，提高疫情防控能力。疫情发布控制系统还可以通过运用大数据挖掘技术，对疫情数据进行深入分析和预测，为政府决策部门提供更加准确、可靠的数据支持。

总的来说，公共卫生系统和智慧医疗是相互关联、相互促进的领域。通过智慧医疗科技的应用，可以极大地改善公共卫生系统的运行效率和服务品质，提高公众的健康水平和生活质量。同时，也需要相关部门制定相应的政策和法规来规范智慧医疗技术的发展和应用，确保其在合法合规的条件下为公众带来真正的利益。公共卫生系统和智慧医疗的未来发展随着科技的进步和全球健康需求的变化，将继续得到发展和完善。

# 第五章

# 家庭健康系统

智慧医疗的核心目标是实现以患者为中心的全面且专业的个性化医疗体验，通过应用先进的信息技术，为患者提供更加便捷、高效、精准的医疗服务。其中，家庭健康系统作为智慧医疗三大综合应用体系之一，是一种高度集成化、智能化的医疗健康解决方案，旨在为家庭成员提供全面、便捷、高效的健康管理和医疗服务，是更贴近市民的健康保障。该系统采用了先进的物联网技术和人工智能技术，能够通过终端设备、传感器等硬件，将医疗机构和医生与家庭、社区、学校等场景连接起来，实现全方位的健康管理和医疗服务。利用专业的医疗软件和数据分析工具，实现健康数据的实时监测、分析和处理，以及诊断、治疗和康复等医疗服务的智能化和个性化。通过家庭健康系统，市民可以在家中实时监测自己的健康状况，如血压、血糖、心率等指标，并将数据传输给医生或医疗机构。同时，市民还可以获得医生或医疗机构的专业建议和治疗方案，以及及时的健康提醒和预警信息。智慧医疗的家庭健康系统是未来医疗发展的重要趋势之一，它可以提高医疗服务的效率和质量，满足人们对健康管理和医疗服务的需求，进而促进医疗行业的创新和发展。

# 第一节　家庭健康系统概述

## 一、家庭健康系统的发展背景

家庭健康系统作为医疗领域的重要分支，正在逐渐进入广大民众的生活，扮演着越来越重要的角色。其发展起源于 20 世纪 70 年代，当时人们开始意识到家庭医疗的重要性。然而，受限于技术条件和普及程度，家庭健康系统的发展缓慢，无法充分发挥其潜力。

近年来，随着互联网技术的飞速发展和普及，为家庭健康系统的实现提供了平台。物联网技术的兴起使得医疗设备可以相互连接并与云端进行链接，从而收集和分析家庭成员的健康数据。同时，医疗技术和人工智能技术的不断进步也为家庭健康系统提供了支持，远程诊疗、健康管理、康复治疗等多元化的医疗服务得以实现，极大地提高了医疗服务的效率和质量。这些服务不再仅仅依赖于传统的医疗机构，而是通过家庭健康系统实现更加便捷和个性化的服务，满足不同人群的需求。例如，通过自然语言处理技术来理解家庭成员的医疗需求并给出相应的建议。据统计，2017 年我国智慧医疗建设投资规模达 375.2 亿元，同比增长 11.03%，呈现高速增长态势。同时，基于物联网技术的智慧医疗装备发展也十分迅猛，尤其以各类监测为主的健康管理设备以及手机 App 产品比往年有了较大发展。这些衍生品还积累了海量的生活数据，带动了各类大数据的发展，如贵州省正在积极打造的全国大数据云服务平台"云上贵州"。各种医疗设备、健康监测设备通过互联网技术实现连接，实时监测和分析家庭医疗数据，帮助我们更好地了解和管理自己的健康状况。这些设备功能齐全，可以涵盖多个方面，如心率监测、血压控制、血糖管理等，让我们可以在日常生活中随时关注自己的健康状况，及时发现并预防潜在的健康问题。

随着人们生活水平的提高，对健康的关注度也在不断提升。家庭健康系统的出现可以满足人们对于方便、快捷的医疗服务的需要，例如，通过远程监控和诊断来及时发现和处理健康问题。此外，政府的政策推动也促进了家庭健康系统的发展。政府出台了一系列政策来鼓励医疗卫生机构开展家庭医疗服务，如通过医保报销等方式来降低家庭医疗成本。

社会老龄化也是家庭健康系统需求不断增加的一个重要因素。面对我国人口老龄化现象日益严重的现实，家庭健康系统更显得至关重要，旨在尽可能提高老年人的生活质量。通过为患者或家中的老人在就医前提供一个前期诊断的基本数据，该系统能够缩小患者排查的范围，节约不必要的检查费用。老年人是医疗卫生服务的主要需求群体，而家庭健康系统可以为他们提供更加便捷和贴心的医疗服务。

家庭健康系统的发展背景是多方面的，包括技术进步、医疗需求增长、政策推动和社会老龄化等因素的综合作用。未来几年，我国智慧医疗建设将迎来高峰期。在5G浪潮下，移动数据宽带极大增强，从而为智慧医疗的家庭健康系统提供更加可靠、低延时的通信保障。家庭健康系统作为医疗领域的重要分支，正逐渐走进千家万户。

因此，以家庭为载体，以家庭成员之间的亲情为纽带，利用物联网、移动互联网等新一代信息技术，建立对慢性疾病患者、老年人以及婴幼儿健康进行监护和测量的智慧家庭健康监测系统就显得非常有必要了。

## 二、家庭健康系统的概念

家庭健康系统这一先进的概念，为我们的生活带来了前所未有的便利。它以家庭为平台，把医疗保健、健康管理、家庭护理以及健康咨询等多项服务整合在一起，为家庭成员提供了全方位的健康关怀和服务。

　　家庭健康系统犹如一名私人医生，它理解每个家庭成员的独特需求，根据每个人的身体状况和生活习惯，通过各类健康检查终端设备和定位系统，如定位手表、定位手环、血压计、血氧检查仪、体温计、心电监测设备等，采集家庭成员的位置信息和体征数据。这些数据通过 GPS、蓝牙、Wi-Fi、移动通信等通信技术汇聚到网关，然后上传到服务器进行分析，为使用者提供专业、个性化的健康计划和指导。无论是日常的健康管理，还是突发疾病的应急处理，家庭健康系统都能迅速做出反应，为家庭成员的健康保驾护航。

　　家庭成员和私人医生可以通过 Web 页面或手机 App 等设备查看被监测人的数据，了解被监测人的位置信息和健康信息。医生还可以根据体检信息上传注意事项到服务器，服务器将注意事项推送给家庭成员，同时他们还可以使用 App 与家庭成员进行交流。

　　这个系统不仅关注我们的身体健康，更关心我们的心理健康。专业的心理咨询师为我们提供情感支持和心理辅导，帮助我们应对生活中的压力和困扰，提升我们的心理健康水平，让我们在关爱中感受到温暖和力量。

　　同时，家庭健康系统还为家庭成员提供了周全的家庭护理服务。无论是短期的康复护理，还是长期的照料陪伴，家庭健康系统都能为我们提供专业、贴心的护理服务。让我们在需要的时候，能够得到及时、专业的照顾，安心而舒适地度过每一天。

　　此外，家庭健康系统还融入了智能设备和技术手段，使得健康管理更加便捷、高效。通过智能手环、智能秤等设备，我们可以实时监测自己的身体健康数据，如心率、血压、体重等，并可以随时将这些数据传输给医生进行分析和评估。这种智能化的健康管理方式，让我们更加方便地了解自己的身体状况，及时调整生活习惯。

在家庭健康系统的呵护下，每个家庭成员都能享受到全方位的健康服务。无论是身体不适时的应急处理，还是日常生活中的健康管理，家庭健康系统都给予了我们全方位的关怀和帮助。它像一位贴心的朋友，时刻关注着我们的身心健康，为我们的健康保驾护航。让我们在享受科技带来的便利的同时，更加珍惜和关爱自己的身体。

### 三、家庭健康系统的功能

（一）智能家居设备的联动

智能家居设备的联动在家庭健康系统中扮演着至关重要的角色。这些设备能够与家庭健康系统完美融合，实现无缝对接，从而能够全天候不间断地收集并分析各种与健康相关的数据。这种联动不仅使家庭健康系统能够更加全面地了解我们的健康状况，还能够更加智能化地为我们提供服务。无论是宁静的夜晚还是喧闹的白天，无论是深度睡眠还是短暂的小憩，家庭健康系统都能够为我们提供全面而精准的健康管理服务。例如，系统可以根据我们的睡眠质量、心率、血压等数据，为我们提供个性化的健康建议和提醒。同时，智能家居设备的联动还使家庭健康系统能够更加智能化地为我们提供服务。例如，系统可以根据我们每天的作息时间和活动量，自动调整我们的饮食计划和运动方案。这种智能化服务不仅让我们能够方便地管理自己的健康状况，还让我们能够有效地保持身体健康。此外，智能家居设备的联动还使家庭健康系统能够为我们提供健康管理服务。例如，系统可以根据我们的身体状况和健康需求，自动调整家庭医疗设备的参数。这种联动不仅让我们能够方便地管理自己的健康状况，还让我们能够更加有效地预防和治疗疾病。

（二）心理健康的呵护

家庭健康系统不仅关注我们的身体健康，还对我们的心理健康给予了高度重视。通过与专业的心理咨询师和心理医生的紧密合作，家庭健康系统为我们提供了一系列全面的心理健康服务和支持。这些服务涵盖了压力管理、情绪调节、心理疏导等多个方面，旨在帮助我们找到有效的解决方案，重拾生活的乐趣和自我价值感。此外，家庭健康系统还注重培养我们主动关注自身心理健康的意识，通过提供相关的知识和技能培训，帮助我们学会自我调节情绪、缓解压力，并提升心理素质。这些培训通常以讲座、工作坊或在线课程的形式进行，让我们可以根据自己的时间安排和喜好选择参与方式。在家庭健康系统的帮助下，我们能够更好地应对各种压力和挑战，并在面对挫折时保持乐观态度，积极面对生活中的各种困难。这些心理健康服务的提供无疑将为我们的生活带来更多的阳光和快乐。

（三）社交互动的乐趣

借助家庭健康系统这一工具，我们能够更加便捷地与家人、朋友及志同道合的人交流健康心得、互相支持和鼓励。该系统不仅具备智能化的健康管理功能，还能根据我们的身体状况和健康目标提供个性化的建议和指导。通过该平台，我们可以轻松交流健身经验、分享健康食谱，甚至可以组织线上或线下的健康活动。这些社交互动不仅使

我们的生活更加丰富多彩，还能激发我们对健康的热爱和追求。通过
与家人、朋友及志同道合的人分享健康心得和互相支持鼓励，我们可
以获得更多的动力和信心去追求健康的生活方式。这些社交互动不仅
有助于我们更好地管理自己的健康，还能让我们感受到来自他人的关
心和支持，增强我们的社交联系和幸福感。

（四）数据的深度解析与预测

家庭健康系统是一款借助尖端的大数据和人工智能技术打造而成
的智能工具，它能够对收集到的各类健康数据进行深入的剖析和预
测。这种预测功能不仅具有高度的准确率，而且能够让我们提前采取
有效的预防措施，避免疾病的发生，从而显著提高我们的整体健康水
平。家庭健康系统通过实时监控和预测健康数据，为我们提供了一个
全方位的健康管理方案。例如，通过分析用户的血压数据和心率变
化，该系统能够精准地预测出用户未来可能面临的高血压或心脏病等
健康风险。它不仅具有高度的预测功能，还具有全方位的健康管理方
案，可以为我们提供个性化的健康建议和提醒。因此，家庭健康系统
是我们维护身心健康、提高生活质量的重要助手。

（五）个性化健康计划的定制

基于家庭健康系统对我们全方位健康数据的深度分析，它还能够
为我们每个人提供高度个性化的健康计划。这些计划将根据我们的身
体状况、健康目标、生活习惯等因素进行科学的定制，涵盖了饮食计
划、运动安排、药物使用、休息时间等多个方面。这些定制的健康计
划，不仅能够满足我们每个人的独特需求，还可以在实现健康目标的
过程中提供更为精准的指导。家庭健康系统就像我们的私人健康管理

专家一样，时时关注着我们的健康状况，为我们提供全方位的健康管理服务。通过这种方式，家庭健康系统不仅能够帮助我们实现健康目标，还能够根据我们的具体情况提供个性化的解决方案，使我们能够更好地管理自己的健康。

（六）智能医疗助理的便利

家庭健康系统不仅是一个便捷的家庭健康管理工具，它还可以作为一个智能医疗助理来帮助我们更好地管理医疗事务。通过人工智能技术，家庭健康系统可以理解自然语言并生成相应的回复，回复思路清晰、逻辑严密、推理精确。例如，它可以提醒我们按时服药，提前预约医生，甚至可以帮助我们与医生进行沟通；可以在我们需要的时候提供及时、准确的信息和建议，让我们能够更好地管理自己的健康。智能医疗助理的便利性体现在多个方面。首先，它可以减轻我们在医疗事务上的负担。对于那些需要定期服药或预约医生的人来说，家庭健康系统可以提醒我们按时完成这些事情，避免漏服药物或错过预约时间。同时，它还可以帮助我们跟踪和管理各种医疗事务，如预约、检查、手术等，让我们能够更加高效地管理自己的健康，让生活更加便捷、舒适和轻松。

（七）健康教育资源的普及

家庭健康系统不仅可以通过各种方式普及健康教育的知识，还可以通过定期推送健康文章、视频或音频课程等方式，更全面地覆盖各种健康主题，如营养、运动、心理健康等。这些内容不仅具有科学性，还具有很强的针对性和实用性，能够满足不同人群的需求。通过这种方式，家庭健康系统不仅可以帮助我们更好地理解健康知识，提高我们的健康素养，还可以增强我们的健康意识和自我保健能力。

（八）远程医疗服务的便捷性

随着互联网技术的飞速发展，家庭健康系统可以为我们提供更加便捷的远程医疗服务。通过线上平台，我们可以在家中与医生进行实时交流和咨询，无须亲自前往医院或诊所。这种线上咨询的方式为我们提供了极大的便利，省去了来回奔波的时间和精力。此外，家庭健康系统还可以提供线上预约就诊时间的功能。通过线上预约平台，我们可以轻松预约到合适的医生或专家，并按照约定的时间前往医疗机构接受治疗。这种预约方式不仅节省了我们的时间和精力，还避免了长时间等待的情况。更为方便的是，家庭健康系统还提供了线上药品购买和线上健康咨询等服务，我们可以在家中随时随地购买所需的药品，享受送货上门的服务。同时，还可以通过线上平台进行健康咨询，获得专业的建议和指导，以更好地管理自己的健康状况。总之，远程医疗服务为我们提供了更加方便快捷的医疗体验。通过家庭健康系统，我们可以轻松地获得医疗服务，使我们的生活更加便利和舒适。

（九）慢性疾病的有效预防

在我国社会经济飞速发展的今天，人口老龄化日益加剧，这使得人们的生活方式发生了翻天覆地的变化，饮食结构也变得更加多元化。然而，这些变化也导致了慢性非传染性疾病的发病率不断攀升，如心血管疾病、糖尿病、慢性阻塞性肺病等。这些疾病已成为我国居民的主要慢性疾病，对人民群众的健康造成了严重威胁，因此，慢性疾病的有效预防和治疗显得尤为重要。通过采取有效的管理措施，可以降低患病概率，改善人民健康状况并提高生命质量。这些管理措施包括但不限于：提供个性化的健康咨询和指导，进行定期的健康检查和评估，以及提供必要的康复和治疗方法等。通过这些措施的实施，可以有效控制慢性非传染性疾病的发病率，提高患者的生命质量，同时也能够降低医疗成本，提高医疗资源的利用效率。因此，智慧医疗家庭健康系统中的慢性非传染性疾病管理，对于改善人民健康状况和提高生命质量具有重要意义。

在智慧医疗体系中，家庭健康系统发挥着至关重要的作用。该系统主要负责管理家庭和个人的健康事务，包括个性化智能推送和健康服务终端技术。通过收集、处理和存储患者日常的医疗数据以及相关病历档案，结合云计算技术进行数据分析与推算，每日向慢性疾病患者推送他们需要关注的健康小知识和健康管理须知。此外，家庭健康管理系统还配备可穿戴终端设备，每日主动记录患者的健康指标并返回数据中心，实现实时动态监护管理，有助于老年群体和其他健康敏感群体更好地管理自己的健康状况。

总之，家庭健康系统这个充满潜力的领域正在以超乎想象的方式改变着我们的生活。从智能家居设备的联动到心理健康的呵护，从社交互动的乐趣到数据的深度解析与预测，它运用科技的力量关爱着每一个人的身心健康，为我们创造了一个全方位的健康生活环境，使我们的生活更加智能化、个性化和便捷化，让我们的生活更加美好，让我们享受科技带来的便利和福祉，感受到科技的温度和关爱，共同迈向一个更加健康的未来！

# 第二节　家庭健康系统产品

　　智慧医疗体系的建设侧重于应用信息技术，强化医生、患者和医疗机构之间的联系，实现以患者为核心的医疗信息化和智能化。通过实时采集和分析人体的日常生理健康信息，可以对慢性疾病的发生进行提前预警，并及时纠正生活中的不良习惯，从而有效降低慢性疾病的发病率。此外，通过门户网站、客户端 App 等渠道开放个人电子健康档案，居民可随时了解自身健康状况，实现自我健康管理。家庭智慧医疗建设不仅为病患群体提供了便利，同时也能有效缓解医疗机构的压力，使整个医疗生态圈从中受益。

　　下面就以几款产品为例，具体阐述一下家庭健康系统的功能。

## 一、视讯医疗

　　视讯医疗是一种采用先进的通信、计算机及网络技术的医疗产品，通过在线或离线交互方式，为患者提供异地指导检查、协助诊断、指导治疗等医疗活动。它具有高效、便捷的医疗服务特点，可以打破地域限制，共享医疗资源，缓解部分地区医疗资源紧张的状况。视讯医疗为患者带来福音，也为医生提供更广阔的舞台，成为连接患者与医生的无形桥梁，让医疗服务不再受到地理环境的束缚。无论身处何地，只要有网络，患者就能得到专业的医疗服务。视讯医疗产品的功能包括远程会诊、远程手术示教、在线问诊、远程监测等。这些功能使得医生可以通过网络对患者的病情进行准确评估和治疗，避免了患者因地域限制而无法得到专业医疗服务的困境。同时，视讯医疗也使得医生可以更方便地进行学术交流和培训，提高医疗水平和技能。

视讯医疗的另一个优点是可以提高医疗服务的效率和质量。通过在线会诊和远程监测等功能，医生可以及时了解患者的病情变化，进行快速准确的诊断和治疗。这不仅可以减少患者的治疗时间和费用，还可以提高医疗服务的效率和质量。

总之，视讯医疗是一种创新的医疗服务模式，它通过先进的通信、计算机及网络技术，打破了地域限制，共享了医疗资源，为患者带来了福音。同时，它也为医生提供了更广阔的舞台，提高了医疗服务的效率和质量。相信随着技术的不断发展和应用，视讯医疗将会在未来的医疗服务中发挥越来越重要的作用。

近几年比较普遍的智能看护机器人就是一款先进的视讯产品，已经在视讯医疗领域得到了广泛应用。它可以通过高清摄像头、红外线感应器等设备，对患者进行实时监测，为家人带来很多便利。

一方面，智能看护机器人具有实时监测的优点。它可以 24 小时不间断地对患者进行监测，及时发现患者的情况变化。这对于那些需要照顾的患者来说是非常重要的，因为家人可以随时了解患者的情况，及时采取措施。

另一方面，智能看护机器人还具有远程诊疗的优点。医生可以通过视讯系统，远程对患者进行诊断。这大幅缩短了患者等待医生的时间，提高了诊疗效率。对于那些需要紧急医疗救助的患者来说非常重要，因为他们可以更快地得到医生的诊断和治疗。

此外，智能看护机器人还具有其他优点，如可以自动报警、自动记录数据等。这些功能可以使家人和医生更加方便地了解患者的情况，及时采取措施。

总之，智能看护机器人在视讯医疗领域的应用为家人带来了很多便利。它不仅可以实时监测患者的情况，还可以远程诊疗患者，提高诊疗效率。未来，随着技术的不断发展，智能看护机器人将会更加智能化、人性化，为家人和患者带来更多的便利和帮助。

（一）智能看护机器人系列产品的特点和功能

智能看护机器人系列产品在操作上非常便捷，拥有一键返回功能，无论使用者处于什么界面，都可以一键返回到主屏幕，这对于老年人来说非常方便。同时，当使用者和家人进行视频通话时，家人可以通过滑动手机屏幕来远程控制机器人的旋转，使其随时转向家人的方向，就像亲自回到家与家人面对面陪伴一样。智能看护机器人还具有自动识别人脸的功能，在视频通话期间可以跟随人脸自动转向。此外，它还配备超大型的显示屏幕，使得视频更加清晰。在不使用时，可以选择静默监控模式。在这种模式下，智能看护机器人可以随时监控家中情况，家人可以随时登录系统查看老人的状态，起到不打扰老人也可以时时看护的作用。智能看护机器人在联网后可以随时感知老人运行轨迹并进行记录，从而生成老人的运行轨迹，随时供家人查看。一旦发现异常，可以随时视频查看老人的具体情况。老人一旦发生危险，智能看护机器人还具有无线按钮报警功能。老人可以通过按钮远程呼叫联系家人，让家人第一时间接到消息并进行快速处理。

综上所述，智能看护机器人系列产品在操作、视频通话、静默监控模式、轨迹记录以及报警功能等方面都表现出色。它们不仅方便老人使用，还能为家人提供实时的监控和报警功能，确保老人的安全和健康。

智能看护机器人还具有许多其他功能。例如，它们可以通过语音识别技术来识别老人的语音指令，从而执行相应的操作。此外，它们还配备了高精度的传感器和摄像头，可以实时监测老人的身体状况和环境变化。一旦发现异常情况，智能看护机器人会立即发出警报并通知家人。智能看护机器人的出现为老年人的生活带来了极大的便利和安全保障。它们不仅可以提供实时的监控和报警功能，还可以通过语音识别技术识别老人的语音指令，从而执行相应的操作。这些功能使得智能看护机器人成为老年人生活的得力助手和安全保障。

未来，随着技术的不断进步和创新，智能看护机器人将会更加智能化和人性化，它们将会更加精准地监测老人的身体状况和环境变化，并提供更加个性化的服务。同时，随着物联网和人工智能技术的不断发展，智能看护机器人将会与其他智能家居设备实现互联互通，从而为老年人提供更加便捷和舒适的生活体验。

（二）使用说明

首次开机后，我们进入了"开机"页面。按照页面上的提示，我们开始下载、注册和登录相关的 App。这个过程非常简单，只需要按照步骤操作即可。完成这些步骤后，我们就成功地绑定了智能看护机器人。接下来，我们开始添加好友。添加好友的过程也非常简单，只需要输入对方的 ID 或者手机号，然后发送邀请即可。好友添加完毕后，我们就可以选择对应联系人开始视频通话了。视频通话非常清晰，音质也非常好。通过视频通话，我们可以进行在线聊天和远程监测。同时，医生也可以通过视频通话及时了解患者的病情变化，进行快速准确的诊断和治疗。此外，智能看护机器人还可以帮助我们完成一些日常任务，如查看天气、发送消息等。

总之，智能看护机器人非常实用，可以帮助我们完成很多任务。通过视频通话和智能看护机器人的帮助，我们可以更加方便地进行在线会诊和远程监测。医生也可以更加快速、准确地了解患者的病情变化，及时进行诊断和治疗。

## 二、远程照护

针对慢性病患者和需要特殊关照的人群，家庭健康系统提供的远程护理功能实现了全面而贴心的照护。在家中，患者可以接受医生的定期检查和指导，从而确保病情得到及时且有效的控制。这种定期检查和指导不仅包括身体状况的监测，还涵盖了饮食、运动等生活习惯的监督和指导，让关爱深入到每一个细节。然而，由于居民的健康管理意识较为薄弱，且缺乏相应的健康监测设备，他们往往无法及时察觉自身出现的健康异常情况。即使知道自己的健康存在问题，也不清楚该如何通过恰当的方式和渠道进行改善，这就很可能导致健康问题恶化为疾病问题。另外，家庭成员期望能够随时了解其他成员的健康状况，特别是对于老人和慢性病患者，如果发生任何异常情况，家人希望能够及时得到通知。这种通知不仅包括身体状况的异常变化，还涵盖了可能影响健康的各种因素，如饮食、运动等生活习惯的改变。

因此，家庭健康系统提供的远程护理功能不仅全面、贴心，而且具有很高的实用价值。它能够有效解决居民健康管理意识薄弱和缺乏相应健康监测设备的问题，同时满足家庭成员对家人健康状况的关注需求。这种功能不仅可以提高慢性病患者的生活质量，还可以降低因健康问题恶化而导致的疾病风险。

近几年比较普遍的、可以对家中老人进行远程监护的老人监护套装就是一款先进的远程照护产品，已经在智慧医疗家庭健康领域得到了广泛应用。

（一）老人监护套装产品具有的特点和功能

老人监护套装产品是一款专为老年人设计的监护设备，具有多种特点和功能，以满足老年人的生活需求和健康监测。首先，老人监护套装产品充分考虑了老年人的身体状况、生活习惯和需求，采用人性化的设计，方便老年人使用。其次，老人监护套装产品集成了多种功能，如定位、通话、健康监测等，方便老年人随时随地与家人或医护人员保持联系，及时获取帮助。再次，老人监护套装产品的操作界面简洁明了，易于理解，方便老年人快速上手。最后，老人监护套装产品采用高品质的材料制造，经过严格的质量检测，确保产品的耐用性和可靠性。

老人监护套装产品一般内置 GPS 定位模块，可以实时定位老年人的位置，方便家人或医护人员随时了解老年人的位置信息。该产品同时支持语音通话功能，老年人可以通过该产品与家人或医护人员保持联系，及时沟通。老人监护套装产品还可以监测老年人的心率、血压、血糖等生理指标，帮助家人或医护人员及时了解老年人的健康状况。当老年人遇到紧急情况时，可以通过老人监护套装产品发出紧急求助信号，及时通知家人或医护人员前来救援。

总之，老人监护套装产品是一款专为老年人设计的监护设备，具有多种特点和功能，可以满足老年人的生活需求和健康监测。同时，该产品的操作简单、易于理解，方便老年人使用。

（二）使用说明

拿到产品后，按照产品的"安装使用"说明书，首先用微信扫描二维码，根据提示下载并安装 App，安装完成后，点击注册按钮并输入本人手机号码。随后，就会收到一个验证码，并迅速输入。完成以上步骤后，可以点击界面下方的注册并登录按钮，根据提示打开定位功能，以获取家庭的 GPS 位置。同时，详细录入使用者现居住的家庭地址、紧急联系人以及亲属信息。在确认无误后，点击"保存并提交"按钮。当使用者报警，而守护人未能及时处理时，24 小时呼叫中心的客服将依次电话联系使用者、紧急联系人以及相关亲属。客服会告知处理结果，并将处理结果发送至所有守护人 App。这样，我们就可以及时了解处理情况，并采取相应的措施。

总的来说，这款产品的使用流程非常简捷明了，用户能够轻松上手。从安装到注册，再到录入信息，每一个步骤都有详细的指导，用户无须担心操作上的困难。这种设计不仅提高了用户的使用效率，也降低了因操作不当而产生的错误率。除了简捷的使用流程，这款产品还提供了 24 小时呼叫中心的服务，为用户提供了额外的保障。无论何时何地，只要用户遇到问题或需要帮助，都可以随时联系呼叫中心，获得专业的解答和指导。这种服务不仅解决了用户在使用过程中遇到的问题，也增强了用户对产品的信任度和满意度。有了这款产品，我们可以更好地关心和照顾老年人。它不仅提供了基本的生活服务，还注重老年人的精神需求，让老年人在享受生活的同时，也能感受到家人的关爱和社会的温暖。同时，这款产品也为我们提供了一个了解老年人需求和健康状况的平台，让我们能够更好地与老年人沟通和交流。在未来的日子里，它会成为我们与老年人之间沟通交流的重要桥梁。

### 三、健康监测

家庭健康系统是一款全天候监测家庭成员健康状况的先进系统。它利用人工智能技术，实时收集并分析家庭成员的健康数据，如心率、血压、血糖等。一旦发现数据异常，系统会立即发出提醒，通知家庭成员和医生注意，确保能够及时进行干预和治疗，从而有效保护家庭成员的身体健康。

此外，家庭健康系统还具有强大的数据统计和分析功能，能够根据收集到的数据生成各种报表，帮助医生和家庭成员更好地了解每个家庭成员的健康状况。同时，它还支持多种语言，可以满足不同国家和地区的需求。

在现代社会中，健康管理扮演着越来越重要的角色。尤其对于老年人群、慢病人群等高风险人群来说，市场需求非常旺盛。随着社会发展和人们健康观念的转变，现代"4P医疗模式"得到广泛推广，强调个人主动参与自身健康状况的了解和干预，以实现健康管理和疾病预防的目的。

家庭健康系统的出现，不仅满足了人们对健康管理的需求，还有助于提高医疗效率和质量，降低医疗成本。它可以让每个家庭成员都能实时掌握自己的健康状况，及时发现并干预潜在的健康问题，从而避免病情恶化带来不必要的医疗支出。同时，家庭健康系统还可以帮助医生更好地了解患者的病情和病史，为患者提供更精准的诊疗方案，提高治疗效果。

（一）腕部心电血压记录仪产品具有的特点和功能

腕部心电血压记录仪是一款集多种功能于一体的智能健康监测设备。它不仅具备血压测量的基本功能，还具备健康监测、血氧饱和度测量、睡眠监测、压力检测、体温测量、心率监测、心脏健康监测以及血管健康监测等多项功能。该设备采用先进的生物电信号采集技术，能够准确捕捉腕部的心电信号，并通过内置的高精度压力传感器测量血压。用户可以通过简单的操作，随时随地了解自己的心电和血压情况，及时发现潜在的健康问题。

首先，腕部心电血压记录仪的血压测量功能可以帮助用户随时随地监测自己的血压情况。这对于那些患有高血压或心血管疾病的人来说尤为重要，因为他们需要定期监测自己的血压水平，以便及时调整治疗方案和生活习惯。其次，腕部心电血压记录仪还具备健康监测功能。它可以监测用户的身体状况，包括心率、体温、血氧饱和度等指标。这些指标可以反映用户的身体状况和健康状况，帮助用户及时发现潜在的健康问题。此外，腕部心电血压记录仪还具备睡眠监测功能。它可以监测用户的睡眠质量，包括睡眠时间、睡眠深度、睡眠呼吸等指标。这对于患有睡眠障碍或失眠的人来说尤为重要，因为他们需要了解自己的睡眠状况，以便及时调整生活习惯和改善睡眠质量。同时，腕部心电血压记录仪还具备压力检测功能。它可以监测用户的压力水平，帮助用户及时发现自己的压力状况并采取相应的措施来缓解压力。这对于那些长期处于高压力状态的人来说尤为重要，因为他们需要了解自己的压力状况并采取措施来保持身心健康。最后，腕部心电血压记录仪还具备心脏健康监测和血管健康监测功能。它可以监测用户的心脏和血管健康状况，帮助用户及时发现潜在的心血管疾病并采取相应的治疗措施。这对于患有心血管疾病的人来说尤为重要，因为他们需要定期监测自己的心脏和血管健康状况，以便及时调整治疗方案和饮食习惯。

总之，腕部心电血压记录仪是一款功能齐全、方便实用的智能健康监测设备。它可以帮助用户随时随地监测自己的血压、心率、体温、血氧饱和度等指标，以及睡眠质量、压力水平、心脏和血管健康状况等多项指标。这些指标可以反映用户的身体健康状况，帮助用户及时发现潜在的健康问题并采取相应的措施保持身心健康。

（二）使用说明

1. 佩戴设备

在使用腕部心电血压记录仪之前，首先需要详细阅读产品使用说明书并按要求操作。为了确保设备能够准确监测心电和血压数据，需要确保设备与皮肤紧密接触。佩戴设备时，应在腕部选择一个舒适的位置，避免受到压迫或限制活动。同时，为了确保设备的正确使用和数据的准确性，应该按照设备的使用说明进行佩戴和操作。

2. 启动设备

佩戴好设备后，需要按下设备上的电源按钮，启动设备。

首次开机，设备蓝牙默认处于可配对状态。在手机中下载安装对应版本的运动健康 App，在运动健康 App 中点击设备进行添加，App 会自动扫描出可以连接的设备，点击目标设备后即可进行连接配对。完成配对后，设备会自动开始监测心电和血压数据。此时，用户可以通过设备的显示屏或手机应用程序查看实时数据。

3. 记录数据

在设备监测期间，用户可以随时查看实时心电和血压数据。这些数据可以帮助用户了解自己的身体状况，及时发现异常情况。同时，设备还支持手动记录数据，用户可以随时按下设备上的记录按钮，将当前的心电和血压数据保存下来。另外，用户可以根据自己的需求按照设备使用说明书进行对应功能的检测。检测数据可以用于后续的分析和处理，帮助用户更好地了解自己的身体状况。

血压测量操作方法。第一步：确保设备按照说明书要求正确佩戴。第二步：保持正确的测量姿势。保持安静、手掌搭肩、承托肘部、双脚平放、平稳坐直、身体放松，测量手臂呈稳定姿势，注意设备不要压迫胸口，手腕手掌自然放松勿握拳，另一只手掌支撑着测量手臂肘部，务必保持设备与心脏齐平。第三步：在应用列表中选择血压按键，进入血压测量界面。点击测量，设备即开始测量，结束后显示测量结果。

血氧饱和度测量操作方法。第一步：确保设备按照说明书要求正确佩戴，并保持静止状态。第二步：点击设备按键进入应用列表，选择血氧饱和度。第三步：点击测量，设备即开始测量，结束后显示当前的血氧饱和度结果。测量过程中需保持身体静止。

睡眠监测。第一步：确保设备按照说明书佩戴要求正确佩戴。第二步：点击设备按键进入应用列表，选择健康监测下的科学睡眠并点击开启。然后设备即可准确识别深睡、浅睡、快速眼动和清醒状态，获得睡眠质量评估和改善建议。

体温测量。第一步：确保设备按照说明书要求正确佩戴。第二步：点击设备按键进入应用列表，选择体温。第三步：点击测量，设备即开始测量，完成后设备界面显示测量数据，也可点击再次测量重新测温。

4. 数据导出

用户可以通过设备的 USB 接口将记录的数据导出到电脑上，进行进一步的分析和处理。这些数据可以用于健康评估、疾病诊断和治疗方案的制定。同时，用户还可以将数据分享给医生或其他专业人士，以便得到更准确的建议和治疗方案。

总之，腕部心电血压记录仪是一种方便、实用的设备，可以帮助用户随时监测自己的心电和血压数据。在使用过程中，要按照设备的说明进行佩戴和操作，以确保数据的准确性和设备的正常使用。同时，用户还应该注意保护个人隐私和信息安全，避免数据泄露和滥用。

（三）注意事项

在使用前，确保设备已经按照说明书要求正确佩戴在手腕上，并与皮肤紧密接触。如果设备佩戴不正确或与皮肤接触不良，可能会导致监测结果不准确。

在使用过程中，避免剧烈运动或接触强磁场等干扰因素。这些干扰因素可能会影响设备的监测效果，导致数据失真或误报。

如果发现任何异常情况或不适（如设备突然停止工作、数据异常等），应立即停止使用设备并及时就医。这可能是由于设备故障或身体出现异常情况，需要专业医生的诊断和治疗。

定期对设备进行维护和保养。包括清洁设备表面、更换电池等配件、检查设备的各项功能是否正常等。通过定期维护和保养，可以确保设备的正常运行和使用寿命，提高设备的监测效果和准确性。

（四）常见问题及解决方法

1. 设备无法启动

当设备无法启动时，首先需要检查电源是否正常，然后重新启动设备。如果设备仍然无法启动，那么可能是设备出现了故障。此时，建议联系售后服务部门进行维修。

2. 数据不准确

如果设备记录的数据不准确，首先需要检查设备的佩戴是否正确。然后重新启动设备并重新记录数据。如果重新启动和重新记录数据后数据仍然不准确，那么可能是设备出现了故障。在这种情况下，建议联系售后服务部门进行维修。

3. 数据无法导出

如果设备无法导出数据，首先需要检查设备的 USB 接口是否正常。如果 USB 接口正常，可以尝试重新连接电脑并重新导出数据。如果重新连接电脑后数据仍然无法导出，那么可能是设备出现了故障。在这种情况下，建议联系售后服务部门进行维修。

以上建议仅供参考。如果设备出现故障，建议及时联系售后服务部门进行维修。同时，为了确保设备的正常运行和使用寿命，建议定期对设备进行维护和保养。

## 四、智能服药系统

家庭健康系统的智能用药系统为患者提供了更为科学、便捷的用药方式。该系统能够自动提示用药时间、服用禁忌以及剩余药量等信息，以确保患者能够按时、按量、按需服药。这样，不仅降低了因遗忘或误服药物而导致的不良后果，还有助于患者更好地管理自己的健康状况，让用药更为科学和安心。

我国老龄人口数量近年来急剧增长，截至 2022 年底，全国 60 周岁及以上老年人口已达 2.8 亿，占总人口的 19.8%。由于身体原因，老年人需要经常阶段性地服药来维持身体健康。然而，由于记忆退化等各种原因，他们往往不能独立、按时准确服药，其家人又不可能时刻都在身边提醒，容易造成忘记服药、重复服药及药物种类、数量错误服用等。

因此，智能服药产品对于老年人来说就显得非常重要。智能服药产品拥有提醒功能并可以记录每天的服药记录，可以避免高龄老人因为家人不在身边而忘记或重复用药，从而导致严重的后果。

对于患有"三高"和手术后需要定时按量服药的人群来说，医药是生活中必不可少的物品。然而，由于种种原因人们经常忘记定时服药。同时，由于所服药物一般是多种药物，每种药物的服用量、服用时间不同，"三高"人群，特别是老人容易混淆，不利于疾病的治疗，如果服用错误对危害更大。智能用药系统可以帮助患者解决这些问题，提高他们用药的准确性和便捷性。

（一）智能安全药箱的特点和功能

智能安全药箱是一款集多种功能于一体的家庭健康系统创新产品，旨在帮助用户建立良好的用药习惯，降低重复用药、忘记服药、药物过期等风险。产品的具体功能包括如下几个方面。

1. 智能吃药提醒

智能安全药箱具备智能吃药提醒功能，可以根据用户的用药计划，定时提醒用户服药。同时，用户还可以根据自己的实际情况，调整用药计划，确保按时服药。这种智能化的提醒方式，有助于用户养成良好的用药习惯，避免漏服、错服等问题的发生。

2. 平安铃打卡报平安

智能安全药箱还具备平安铃打卡报平安的功能。在外工作的儿女可以通过手机 App 随时查看独居父母的用药情况，并可以通过打卡的方式确认父母此刻的平安。这种功能不仅让儿女们更加放心，也让独居的父母感受到更多的关爱和温暖。

3. SOS 紧急联系家人

在紧急情况下，智能安全药箱的 SOS 紧急联系家人功能可以帮助用户快速联系到家人。用户只需按下 SOS 按钮，系统就会自动拨打预设的紧急联系人电话，并发送短信通知家人。这种功能让用户在遇到紧急情况时能够及时得到帮助，保障了用户的生命安全。

4. 一键锁定避免儿童误食药品

智能安全药箱还具有一键锁定功能，可以避免儿童误食药品。当儿童靠近药箱时，童锁指示灯会常亮红色，并发出警报声，提醒儿童离开。同时，用户还可以通过手机 App 远程锁定药箱，确保儿童无法打开。这种功能有效地降低了儿童误食药品的风险，保障了儿童的健康和安全。

（二）使用说明

首先，打开智能安全药箱的电源键开机，用手机扫描下载并安装"智能安全药箱"App，绑定药箱后即可使用。通过手机 App 设置好服药时间，到时间后如果没有服用就会开始提醒，第一次是药盒本身发出报警声并且闪灯，10 分钟后还没服用就会在手机上提醒，如果 10 分钟后仍未服用就会发短信或者打电话一直提醒到服用为止，并且每天的服药记录都会储存在手机 App 里，以方便就医时给医生查看。

家庭健康系统是一款非常出色的产品，它凭借人性化的设计和全方位的功能，通过视讯医疗、病患远程照护、健康监测、智能服药系统等几款应用广泛的产品，真正实现了医疗服务的普及化和个性化。它不仅让每个家庭都能享受到专业、便捷的医疗服务，为我们的生活带来更多的健康和安心，还极大地缓解了医疗资源的紧张，使得更多人能够在第一时间得到有效的医疗关怀。

家庭健康系统的视讯医疗功能可以实现远程诊疗，让医生和患者通过视频通话进行沟通，从而为患者提供更加便捷的医疗服务。病患远程照护功能可以让家庭成员或医护人员通过手机 App 实时监测患者的健康状况，及时发现并处理问题。健康监测功能可以通过智能设备监测患者的身体状况，如心率、血压、血糖等，为患者提供个性化的健康建议。智能服药系统可以提醒患者按时服药，并记录服药情况，让患者更加方便地管理自己的健康。

家庭健康系统的应用也极大地缓解了医疗资源紧张的状况，使更多的人能够在第一时间得到有效的医疗关怀。由于家庭健康系统可以提供专业、便捷的医疗服务，使一些常见的小病痛可以在家中得到及时的治疗和护理，从而减少了去医院的频率和时间，减轻了医院的负担，也让更多的人能够及时得到医疗关怀。

让我们共同期待家庭健康系统未来的发展，希望每个人都能享受到更好的医疗关怀和服务。随着科技的不断发展，家庭健康系统也将不断升级和完善，为人们带来更加智能化、个性化的医疗服务。相信在不久的将来，家庭健康系统将成为我们生活中不可或缺的一部分，为我们的生活带来更多的健康和安心。

# 第六章

# 国内外优秀

# 案例

　　数字技术与医疗健康的深度融合促进了新兴的医疗健康生态环境的形成，人工智能与医疗机器人、药物研发、医疗影像等的结合，分别从不同方面帮助医生提高诊断和治疗的效率并大幅减少成本。同时，以数字技术为基础的医疗信息技术，如互联网医疗、远程医疗及大数据分析，正在重塑医生、支付方、患者及其他医疗行业相关人员之间的互动方式。这种技术进步正在加强整个医疗行业内部各方的联系。此外，数字技术也在推动医疗行业的转型，为患者提供更便捷、更个性化的医疗服务。从国际视角来看，美国智慧医疗发展水平处于世界前列，2016 年美国制定了《国家人工智能研究和发展战略计划》，将人工智能运用于医疗诊断和处方治疗决策支持系统。英、日、德、欧盟等也陆续出台相关政策，将人工智能、健康医疗、疾病防控融合列入国家发展规划中。近年，我国的智慧健康医疗事业在国家大力推动及社会各界积极参与下，整体保持良好的发展态势。结合我国经济社会的快速发展及人民群众不断增长的健康医疗预期，仍然有极大的发展机遇，提高国内智慧健康医疗的水平，朝着世界智慧健康医疗强国的方向努力，争取打造智慧健康医疗的中国品牌。

## 第一节　国外优秀案例

### 一、美国智慧医疗

（一）典型案例

2020 年 12 月 30 日，美国波士顿儿童医院（Boston Children's Hospital）

自动健康地图系统发布了国际上新冠病毒的公共警报，将人工智能技术应用于舆情监测预警，其底层逻辑源于谷歌的搜索引擎爬虫技术。谷歌推出的流感趋势服务在 2008 年开始实施，主要利用了过去五年中数亿次的搜索数据，并和美国疾病控制与预防中心的历史流感数据进行了匹配。通过这种方式，谷歌能够利用这些查询预测未来可能发生的情况。

2023 年，谷歌推出了一款名为增强现实显微镜（ARM）的创新产品，它巧妙地结合了人工智能增强功能，将 AR+AI 技术与显微镜的功能融为一体。当病理学家在操作载玻片时，ARM 能够实时地将检测结果投射到视野中，通过将细胞放大、标出醒目的视觉标记，帮助医生更早发现癌症。ARM 的推出，标志着"增强现实 + 人工智能"在医疗领域迈出了又一重大步伐。这一突破性的技术，不仅将改变病理学家的工作方式，还可能为整个医疗行业带来深远的影响。

（二）政策导向

美国政府通过投资、立法、政策颁布等形式支持医疗行业的信息化和智慧化发展，通过战略规划、行政命令等支持鼓励相关研发工作。2016 年，美国发布《国家人工智能研究和发展战略规划》，强调人工智能在医疗、公共卫生领域方面的应用，提出通过发展人工智能在医学及个人服务等方面的应用来改善生活质量的愿景。《21 世纪医疗法案》中，电子病历（EHR）要求医疗信息化服务开发者必须提供API，打破医疗信息在获取、交换和使用过程中的程序阻碍，并完成相关技术在实际使用条件下的互操作性的测试；提出对阻碍信息互通的行为实施惩戒，推动医疗信息更大规模的互联互通。2019 年 2 月，

《国家人工智能研究与发展战略规划》为联邦政府在人工智能研发上的投资确定了优先领域，将医学医疗作为重点领域。

（三）重点应用领域

智慧医疗作为一个新兴领域有着极大的发展空间，依托美国成熟的医疗信息化体制以及先进的物联网、人工智能等技术，在美国有着巨大的发展潜力。美国智慧医疗已经在辅助诊疗、药物研发、公共卫生监测、健康管理以及远程医疗等方面取得了较好的发展。

## 二、欧盟智慧医疗

（一）典型案例

2020年4月，欧盟委员会启动了一项名为"欧洲新冠肺炎数据平台"的项目。这个平台是一个面向欧洲和全球的开放性数字平台，旨在为研究人员提供存储和共享数据集的便利。在这个平台上，研究人员可以存储和共享各种与新冠病毒相关的数据，包括DNA序列、蛋白质结构等。这个平台的推出，将有助于加速对新冠病毒的研究和防控工作。通过共享数据，研究人员可以更好地了解病毒的传播方式和致病机制，为制定有效的防控措施提供科学依据。

2021年4月，芬兰赫尔辛基大学和阿尔托大学联手研发了一款人工智能模型，该模型可以有效预测人体免疫系统中不同T细胞能够杀伤的病原体标靶种类。通过分析T细胞抗原受体分子关键区域的氨基酸序列，该模型能够预测其能否识别某种特定抗原，相比现有的预测方法，其准确度更高。

（二）政策导向

作为全球领先的经济体之一，欧盟一直在积极推动人工智能技术与医疗保健的融合发展，陆续公布多项战略计划，通过这些战略计划的实施，欧盟有望成为全球人工智能技术发展的领军地区之一，引领全球医疗保健领域的创新和进步。

《2014—2020年欧洲机器人技术战略研究计划》旨在引领欧洲机器人技术领域的发展，通过深度研究和创新，将拥抱这个充满挑战和机遇的新时代。计划中提出在人工智能的短期至中期发展前景中，特别关注医疗保健、农业、安全和运输等领域的潜力。在医疗保健领域，将聚焦于康复辅助机器人以及心血管、神经和肿瘤外科手术中使用内置传感的微型机器人。欧盟研发的医疗机器人将根据其功能和应用领域分为三类：临床机器人、康复机器人和辅助机器人。

2018年发布的《人工智能时代：确立以人为本的欧洲战略》主要包括：全球人工智能研发投入和发展情况；欧洲人工智能发展情况及其他国家的对比，表示欧洲应该制定人工智能品牌战略；人工智能发展过程中遇到的劳动者被替代、人工智能偏见等问题，提出应该采取的应对策略。在人工智能的应用领域，欧盟将深入研究人工智能在健康分析和精准医疗等领域的应用。为此，欧洲将先在医疗健康领域进行人工智能产品和服务的第一批测试，并建设相应的实验基础设施。这些举措将为人工智能在医疗健康领域的应用提供坚实的基础。

（三）重点应用领域

在欧盟范围内，英国的人工智能公司占据了最大的市场份额，达到25%，紧随其后的是德国（15%）和法国（11%）。德国政府在

2018 年 11 月发布了国家战略，积极推动人工智能的发展，视其为德国经济未来的重要增长点。德国的人工智能研究中心是世界上最大的非营利性研究机构之一，其研究方向涵盖了大数据分析、知识管理、图像处理和理解、自然语言处理、人机交互、机器人等多个领域。该中心非常重视将人工智能研究成果转化为实际应用，特别是在工业 4.0 及创新工业系统、智慧数据——大数据的智能分析、可穿戴计算 / 随身计算等领域，具有显著的竞争力。在法国，人工智能领域有着独特的自身基础与优势。根据《法国人工智能技术发展水平和前景》报告，法国的人工智能应用主要活跃在机器人、自动驾驶、零售和保险等多个领域，其中，医疗卫生领域的应用最为活跃，主要体现在医疗保健、医学诊断和研究方面。

### 三、日本智慧医疗

（一）典型案例

2020 年 6 月，东崎大学和京都大学共同开发了一款 AI 算法模型，主要用于预测疾病的发病概率。该模型通过分析民众健康数据，可以预测约 20 种疾病的发病情况。研究小组调查了约 2000 种健康数据，发现该模型可以根据患者的个人基因、饮食、吸烟和饮酒习惯等数据，提供个性化的降低患病风险的建议。

日本 Spectee 公司开发出一款系统，利用人工智能技术分析社交媒体上的信息，研究新冠病毒感染情况，并增加了追踪新冠病毒感染的功能。日本 Doctor-NET 株式会社引入 AI 技术，用于检测新冠病毒。该公司引进了北京推想科技的新型冠状病毒诊断系统，通过 AI 辅助诊断系统以及 CT 图像特征病例集，开始进行人工智能检测新型冠状病毒的试验。

（二）政策导向

2016 年 11 月，日本首相明确表示，大数据与人工智能将在预防、健康管理以及远程医疗方面发挥至关重要的作用，以实现更高质量的医疗服务。2018 年 6 月，日本政府在人工智能技术战略会议上采取了一系列的重要措施，推动了医疗人工智能的发展。政府提出建立医疗人工智能医院的计划，并致力于在 2022 年前建立 10 家人工智能医院。这些医院将利用人工智能技术进行影像识别、病例分析，并最终给出治疗建议，构建世界一流的先进医疗护理保健系统。通过大数据和人工智能的应用，日本正在打造一个能够更好地预防、管理和提供个性化医疗服务的系统，以满足社会日益增长的健康需求。

（三）重点应用领域

日本是仅次于美国的第二大智慧医疗消费市场。日本已进入高度老龄化社会，截至 2023 年 9 月，65 岁以上老年人占该国总人口的比例已达 29.1%，与老年疾病有关的智慧医疗产品，包括心脏起搏器、人造心脏瓣膜、血管支架、胰岛素泵、人工关节等植入性产品需求极为旺盛。日本政府积极发展人工智能与医疗健康融合领域，主攻以下几个方面，分别是精准医疗、基于图像诊断的治疗、诊断或医疗的资源、药品开发、康养和认知。

# 第二节　国内优秀案例

## 一、智慧医院管理典型应用案例

### （一）智慧医院管理定义

智慧医院管理是一种以现代科技，如信息技术、大数据技术、互联网技术、物联网技术、移动应用技术和人工智能技术等为工具，将现代医院管理理论和方法，以及管理人员的经验与智慧融入医院管理信息系统的全新管理模式。这种管理模式旨在构建新一代的医院管理体系，涵盖制度建设、信息系统、数据治理、流程治理和战略目标等方面。智慧管理是三位一体的智慧医院的重要组成部分，具有对医院运营进行顶层设计、全局管控的特征，是现代医院管理的重要创新和发展。

### （二）智慧医院管理发展现状

2021 年，国家卫生健康委统计信息中心发布了《全民健康信息化调查报告——区域卫生信息化与医院信息化》，其中对医院运营管理方面的建设情况进行了统计和分析。根据功能模块的统计，三级医院运营管理系统的开通率在 50% ~ 60%，二级医院则在 30% ~ 40%。其中，预算、绩效、医废等管理模块的开通率更低。这反映出运营管理系统的建设明显滞后于医疗管理和服务管理系统的建设，并且这种不平衡现象在不同地区之间存在明显的差异，呈现出东部、中部、西部地区范围递减的趋势。总的来说，从数据统计分析来看，当前医院运营管理系统的建设存在明显的问题和不足，需要进一步改进与加强。同时，也需要关注不同地区之间的建设不平衡现象，采取相应的措施改善这种不平衡情况。

（三）智慧医院管理应用

北京清华长庚医院高度重视智慧健康医疗建设工作，积极推动现代健康医疗服务体系的构建，致力于解决医疗资源紧缺和医疗服务水平提升的问题。为了缓解医疗资源紧缺的压力，推动医疗信息充分共享，医院通过提升信息化水平和能力，建设智慧医院。同时，医院还通过提升临床治疗和诊断水平，实现精准医疗；通过流程优化、成本管控和科学管理，提升管理效率；通过现代化技术手段提升医师看诊和病患就医体验。此外，医院还通过"互联网＋医疗"、医联体建设等方式，实现医疗服务的延伸。在智慧管理规划方面，医院基于统一管理业务联动的设计理念，规划建成一套统一高效、信息共享的一体化系统，而非单个孤立业务系统的罗列和拼凑。这一系统涵盖财务管理、物流管理、经营管理、后勤保障、医政管理和职能管理六大业务板块，业务覆盖面涉及医院全部职能领域。值得一提的是，医院依托清华大学理工科资源优势和医工结合特色，积极探索智慧医院建设的创新模式。通过自主设计智慧化财务业务模型，实现了财务数据的自动记账和稽核，准确而高效。这不仅有助于提升医院的运营效率和管理水平，也为其他医疗机构提供了有益的借鉴和参考。总之，北京清华长庚医院正以科技创新为驱动，积极探索智慧医院建设的新路径、新方法，为推动医疗服务质量和水平的提升不断努力。

## 二、AI 医学影像典型应用案例

### （一）AI 医学影像定义

医学影像是一种通过各种医学成像设备，利用特定的成像方法，收集人体内部脏器或组织等相关部位的电磁波或声波等信号。这些信号经过精细的处理和转化，最终形成具有可视效果的医学影像图像。人工智能医学影像，是人工智能技术与医学影像诊断系统的完美结合。人工智能技术被应用于医学影像的诊断中，通过深度学习等技术，对 X 线成像、CT 成像、PET-CT 成像、超声成像、磁共振成像（MRI）等各类医学影像进行智能化分析、处理和诊断。人工智能在医学影像诊断中的应用，不仅提升了诊断的准确性和效率，同时也为医生提供了更全面、更深入的病情信息。

### （二）AI 医学影像发展现状

在 AI 医疗领域，医学影像技术已经达到相当成熟的水平，并且市场应用范围广泛。从技术角度看，机器视觉技术也已相对成熟。而在大量的医疗数据中，超过 80% 的数据都来自医学影像。在我国的人工智能医学影像产品中，肺部、心血管、眼底等人体部位的相关产品应用相对较好，商业化进程也较为领先。其中，肺部的人工智能医学影像产品商业化程度最高，而心血管相关的人工智能医学影像产品市场增速也开始逐步提升。

### （三）AI 医学影像应用

阿里健康与万里云医学影像中心联手发布了全新的医疗 AI 系统 Doctor You。这个系统旨在通过人工智能技术，为全国各地的基层医院提供远程医学咨询和影像诊断服务。据了解，万里云医学影像平台已经为包括河南、湖北、新疆、江西、四川等在内的 20 多个省（自治区、直辖市）的 1600 余家基层医院提供了远程医疗咨询服务。Doctor You AI 系统包括临床医学科研诊断平台、医疗辅助检测引擎、医师能力培训系统等多个模块。目前该系统并未完全依赖 AI 进行诊断，医生仍需基于 AI 的分析结果，结合患者的病史资料、影像资料及其他信息，最终提交一份影像报告的结论。

### 三、手术机器人典型应用案例

#### （一）手术机器人定义

手术机器人是集多项临床医学知识和现代智能科技于一身的革命性外科手术工具。它不仅为临床医师提供了强大的辅助工具，更在手术过程中发挥着至关重要的作用。手术机器人利用先进的影像引导技术，为医生提供精准的手术方案，从而显著提高了手术精度，降低了手术难度，减少了患者的痛苦和伤害。

#### （二）手术机器人发展现状

随着现代科技和医疗技术的不断发展，机器人技术在医疗领域的应用越来越广泛，并且正在持续深入。近年，全球手术机器人市场的需求持续增长，市场规模也在高速扩张。据统计，2020 年全球手术机器人行业市场规模达到了 83.21 亿美元，其中，腔镜手术机器人占据了最大的市场份额，达 63.15%，骨科手术机器人占 16.75%，经皮穿刺手术机器人占 4.56%，经自然腔道手术机器人占 0.91%，泛血管手术机器人占 0.38%。这些数据表明，未来全球手术机器人行业市场规模将继续保持增长趋势。在临床使用中，手术机器人能够进行微创手术，消除传统手术切口较大及其对患者的不利影响，进而达到减少患者痛苦、加快术后恢复、减小瘢痕等目的。同时，手术机器人能够排除医师手部震颤的影响，降低手术风险。

（三）手术机器人应用

1. 微创医疗

上海微创医疗机器人（集团）股份有限公司，作为微创医疗旗下子集团，自 2014 年起便致力于腔镜手术机器人的研发，2015 年在中国成立公司，并致力于研发鸿鹄骨科手术机器人。面向微创伤手术的前沿需求，运用机器人、智能控制、传感与信息领域的前沿研究和产业集成，创新性地提供一套全面的机器人智能手术解决方案。2022年，微创医疗的营业总收入达到了惊人的 58.56 亿元，毛利润更是高达 34.95 亿元，毛利率达到 59.68%。

2. 腔镜手术机器人

腔镜手术机器人是当今全球应用最广泛、接受程度最高的类别之一。在腔镜手术机器人领域，2021 年，直觉外科的达·芬奇手术机器人在中国市场占据了 67.52% 的市场份额，表现出极高的市场占有率。2021 年 10 月 27 日，山东威高手术机器人有限公司的妙手腹腔内窥镜手术机器人正式通过国家药品监督管理局审查，成为中国首个获批上市的腔镜手术机器人。这一产品的出现标志着国产腔镜手术机器人已经冲破了垄断。妙手手术机器人由术中成像系统、外科医师控制台、床旁机械臂三部分组成。同时，妙手手术机器人也支持 5G 通信远程手术，这一技术使全球首例 5G 超远程手术得以完成。

3. 磁共振兼容穿刺手术机器人

由清华大学和北京清华长庚医院联合开发的磁共振引导智能手术机器人，在全球范围内率先实现了手术机器人在高场强磁共振腔体对胸腹部位的精准穿刺。这款产品融合了磁共振影像的优点，如软组织高分辨率、多维度成像和磁兼容机械臂的高精度，使其在医疗领域具有广泛的应用前景。它特别适用于直径小于 3 cm 的小型肝癌消融治疗，解决了消融治疗过程中病灶识别、组织漂移和即刻评估等关键问题。该手术机器人由主机及拱架、主控台车及导航定位软件共同构成，配备多自由度机械臂，可在高场强磁共振腔体内操作。通过术前智能规划、术中实时引导、术后即刻评估等功能，机器人实现了精准穿刺，这无疑体现了精准外科的可视化、可控化、可量化特点。这款产品不仅充分利用了磁共振影像的优势，还巧妙地结合了磁兼容机械臂的高精度，使手术过程中的操作更加精确和安全。

## 四、智慧健联体典型应用案例

（一）智慧健联体定义

在医疗体系不断完善的背景下，智慧健联体应运而生。智慧健联体汇集了保险公司、智慧健康医疗软件公司、智能医疗器械企业以及医疗信息化企业等多元化的参与主体。同时，它也延伸到体育公园、康养机构以及老年社区等多样化的场景。智慧健联体的核心理念是以促进健康为核心，借助智慧健康医疗和智慧健康技术，不断提升健康服务的水准，提供更高水平的健康促进服务。

（二）智慧健联体发展现状

智慧健联体以防大病、管慢病、治急症、促健康为主要服务内容，通过卫生服务站或家庭医师，将触角延伸至基层社区的居民。利用智慧监测哨点、智能诊断设备、远程医疗网络等先进技术作为健康服务手段，致力于为基层社区居民提供高质量、同质化的健康管理服务。智慧健联体通过一体化的健康医疗服务，包括居家健康自我监测、社区健康哨点监测、门诊及住院个性化健康定制等，旨在最大化提升基层社区居民的整体健康水平。此外，还能为特定人群，如妇幼、慢性病患者、大病患者等，提供针对性的健康促进服务。随着区域居民健康档案建设工作的不断完善，基于健康档案的智慧健康医疗应用将不断涌现。这将使得智慧健康联动体系能够为基层社区居民提供越来越个性化和精准化的健康医疗服务。

（三）智慧健联体应用

天通苑是一个拥有百万人口的超大社区，它正在探索构建整合式健康医疗体系，为社区居民提供多元化的服务方案。清华长庚医院作为龙头，将借助 THIS 系统数字健康和智能医疗技术，整合社区医院、社区卫生站、家庭医生等资源，形成一个整合式健康医疗联合体。这个联合体将以居民的全息健康档案为中心，构建区域数字健康服务的重要技术支撑，实现智慧健康医疗应用的重点示范。通过这种方式，天通苑智慧健联体将为全社区居民提供优质、高效、经济的整合式健康照护，构建一个覆盖全人群、全生命周期，集预防、诊疗、康复、慢病照护于一体的智能化区域智慧健康医疗体系。该体系将充分利用科技的力量，为社区居民提供更全面、更便捷的健康服务，让其享受到更高质量的生活。

### 五、智慧专科互联网医院典型应用案例

（一）智慧专科互联网医院定义

智慧专科互联网医院专注于儿科、肿瘤科、心血管科等领域的特定科室，致力于为患者提供便捷的一站式专病垂直互联网医疗服务，是智慧互联网医院在特定科室的垂直深耕。与传统的综合性互联网医院不同，智慧专科互联网医院并不追求在医疗服务科室上的大而全，而专注于专科领域的垂直覆盖和深耕。这使得医院能够开发更有针对性的专科诊疗功能，充分利用专科优势将诊疗服务延续到诊后，为患者提供更好的慢性病管理服务。同时，集中于垂直专科领域的大数据也有利于产业资源的整合，促进资源精准流动，提高协作效率，减少资源浪费。

（二）智慧专科互联网医院发展现状

从我国互联网医院的设立模式来看，主要有以下三种途径：一是原有的实体医疗机构自建互联网医疗平台，设立具备开展互联网医疗业务资质的线上互联网医院；二是由政府部门主导、联合各级医院搭建互联网医疗平台，设立开展共享的互联网医疗服务；三是企业按照互联网医院的申请程序，申请成立资质完备的互联网医院。在智慧专科互联网医院的参与者中，主要包含实体医院、互联网平台企业、药品及医疗器械企业三大类型。线下实体医院是智慧专科互联网医院的最大主导方，主要分为综合医院和专科医院两种类型。而入局的互联网平台企业则主要依托来源广泛的医师资源和平台对患者的引流能

力，分为医药类互联网平台企业和电商类互联网平台企业两种类型。

智慧专科互联网医院的发展迅速，其中，75%属于公立医院，70%的医院等级为三级，约60%的智慧专科互联网医院为三级甲等医院，在医疗服务、技术水平和诊疗效率上都处于领先水平。这些医院的良好口碑也是智慧专科互联网医院吸引患者的重要基础之一。此外，智慧专科互联网医院在专科领域上的分布存在一定的偏向性，精神心理、儿科和妇科的占比最大，约占现有智慧专科互联网医院总数的40%。这是因为这些专科的疾病种类划分或患病人群范围比较清晰，专科诊疗的需求明确，并且这些专科的疾病种类多为慢性病或易复发疾病。同时，眼科、肿瘤科、心血管科、口腔科和皮肤科等专科的智慧专科互联网医院也在逐步发展壮大。总之，互联网医院的设立模式多种多样，而智慧专科互联网医院的发展也呈现出多元化和专业化的发展趋势。

（三）智慧专科互联网医院的发展应用

1. 爱尔眼科互联网医院

爱尔眼科互联网医院以眼科专科为核心，融合了互联网技术的医疗平台。爱尔眼科集团作为全球范围内具有领先规模和卓越医疗能力的眼科医疗集团，其触角已经延伸至亚洲、欧洲和北美洲，目前在全球范围内开设了720家眼科医院及中心。随着中国医疗卫生体制改革的不断深入，爱尔眼科集团顺应时代潮流，积极构建了爱尔眼科互联网医院。这家医院不仅深入诊疗环节，打通线上线下，形成了新型医疗服务模式，还提供丰富的专业眼科医疗资源。患者可以通过预约，快速找到符合自己需求的专家。专业的眼科医师实现了在线协作，为患者提供更便捷、更专业的眼科问诊服务。

2. 在线咨询——春雨医生

春雨医生是一个移动医患交流平台，创立于 2011 年 7 月，致力于利用互联网的科技手段，让老百姓的看病难、药价高等问题得到有效解决。春雨在线问诊以真实临床医生手机接诊，涵盖全部 17 个一级科室，7×24 小时，每次 3 分钟之内响应，是家庭医生、分级诊疗和慢病管理的主要入口。发展至今，春雨医生在线问诊已全面升级为数字互联网医院，围绕用户中心需求以真实问诊原生数据积累个人健康档案，服务品类从快速电话问诊、名医会诊、视频问诊、挂号转诊、电子处方/购药、1V1 健康顾问、就诊绿色通道、跨境医疗、电子处方扩展到疫苗预约、检测早筛、送药上门、慢病管理、绿色通道和康复养老等更广阔的领域，打造以用户数字健康档案为核心的、全生命周期整合式医疗健康解决平台。目前，已服务超 1.4 亿注册用户、66 万 + 注册医生和 3 亿条健康档案数据，每天有 36 万个健康问题在春雨医生上得到解答。

## 六、数字疗法典型应用案例

（一）数字疗法定义

数字疗法（digital therapeutics，DTx）是近年来全球医疗科技领域的新概念，它为患者提供了基于循证医学的疾病管理和治疗。作为数字健康的一个分支，数字疗法代表了医疗保健和健康行业的一系列技术、产品和服务。数字疗法是以数字软件为主要形态，为患者提供数字化健康管理、疾病预防、疾病治疗等功能的新型数字化健康解决方案，有别于传统的药物治疗和器械治疗方式。数字疗法以患者为主要服务对象，以信息化技术为支撑，以软件为主要干预手段，对患者施加信息影响、物理影响，如图文推送、视频、声音、光线、磁场等，为传统的药物和器械治疗手段提供有效辅助和支撑，从而改善患者健康。

（二）数字疗法现状

全球数字疗法产业正在迅速崛起，成为医疗领域的新热点。据Grand View Research 的数据，2020 年，全球数字疗法市场规模已经达到 35 亿美元，并预计在 2021—2028 年以 23.1% 的复合年增长率持续增长。这个市场的火爆也吸引了大量的投资，多家公司已经完成了多轮千万美元级别的融资。数字疗法在全球范围内得到了广泛发展，美国、德国、韩国、英国、日本等国家都在积极开展数字疗法产品的研究和相关标准的制定工作。然而，与美国相比，我国的数字疗法产业还处于起步阶段，面临着技术、产业、监管等多方面的问题。为了引导技术和产业的进一步发展，需要从顶层设计的角度采取一系列措施。近年，我国政府大力推进医疗器械创新，发布了一系列文件，加快创新医疗器械的审批流程。据统计，截至 2021 年 9 月，我国共有 73 家数字疗法企业，其中 17 款产品获得了医疗器械注册证。当前，我国数字疗法产品的使用范围主要集中在部分精神类疾病、神经类疾病、视功能训练和慢性疾病的干预治疗。在我国，由于患者数量众多，疾病防治工作正面临着前所未有的巨大挑战。然而，随着数字疗法的出现，我们看到了一个充满希望的应用前景。这种疗法通过数字化技术诊断、治疗和管理疾病，为医疗行业带来了革命性的变革。预计在未来 3 ~ 5 年，数字疗法将会得到更为广泛的应用，并呈现爆发式增长的趋势。虽然数字疗法产业发展前景良好，但与传统的治疗方式相比，它仍然属于小众领域，尤其是在社区和基层医疗机构，患者和医生对数字疗法的认知和接受程度普遍较低。因此，要推动数字疗法的发展，我们仍需付出更多的努力。

（三）数字疗法应用

近年，随着数字技术的飞速发展，我国的数字疗法企业开始崭露头角。除了大量的初创公司不断涌现，一些大公司也出于战略转型的需要，开始涉足数字疗法领域。例如，国内医药龙头企业恒瑞医药在 2021 年控股成立了一家以数字医疗为核心的企业——医朵云。医朵云在数字疗法产业进行了深度布局，针对肿瘤、呼吸、慢病等疾病领域设置了产品管线。与以往的管理型数字化产品不同，医朵云数字疗法产品在研发过程中注重研究和洞察患者的心理和行为。它将患者行为学、疾病心理学与临床诊疗、药物特点有机结合，旨在优化临床治疗结局的结果和目标。此外，医朵云还致力于打造综合型城市社区医疗服务平台。利用数字技术优势，它为家庭提供疾病问诊、健康大数据、移动药店、幼儿保健、养老监护和口腔护理等一站式医疗服务。这一平台旨在为患者提供更加便捷、高效和个性化的医疗服务。

## 七、智慧慢病管理典型应用案例

（一）智慧慢病管理定义

我国超过 1.8 亿的老年人患有慢性病，患一种及以上慢性病的比例高达 75%，给防治工作带来了巨大的压力。为了应对这一挑战，我国在《中国居民营养与慢性病状况报告（2020年）》中明确提出了未来慢性病防治的工作方向，继续以基层为重点，提高基层的慢性病防治服务能力，推动互联网、大数据等高新技术领域的创新在慢性病防治工作中的应用。充分利用信息技术，丰富慢性病防治的手段，不断提高我国慢性病防治整体的智能化水平。智慧慢病管理是一种结合信息化、互联网、智能化等高新技术，针对慢性非传染性疾病及其风险因素进行系统化、连续性的检测、评估和干预管理的医学行为及过程。这种科学的管理方式旨在提高患者的身体健康水平，延缓疾病的发展进程，降低疾病对生活的影响，延长患者的寿命，同时也能有效减少医疗开支。

（二）智慧慢病管理现状

2012年，我国首次将慢性病管理防治纳入政府工作规划。自2015年起，我国针对慢性病管理行业的发展规划、服务标准、体系建设等方面陆续出台了一系列政策，旨在推动行业发展。这些政策包括《"健康中国" 2030规划纲要》《关于深化医药卫生体制改革的意见》《关于做好2021年基本公共卫生服务项目工作的通知》等，显示出近年来我国政府对慢性病管理行业的重视和大力支持。随着大数据和人工智能等高新技术的不断成熟，针对传统慢性病管理中缺乏专业指导、预防知识普及不足、患者管理不便以及依从性差等痛点，智慧慢病管理通过便捷的线上诊疗、医药电商、健康管理和增值服务等智能化服务，为患者提供了优质和便捷的医疗服务，并取得了快速发展。

随着我国智慧慢病管理的快速发展，其产业链也逐步形成。医药企业、医疗器械企业和技术供应商等是这个产业链的主要参与者。医药企业提供药品，医疗器械企业提供设备，技术供应商提供医师需要的技术服务，结合智慧慢病管理企业的健康医疗服务，共同为慢性病患者提供智慧慢病管理服务。2020 年，我国智慧慢病管理成为投资者关注的热门领域之一。例如，智云健康在 2018 年 1 亿美元 C 轮系列融资的基础上，2019 年获得了战略投资，并在 2020 年完成了 C+及 D 轮融资。

（三）智慧慢病管理应用

2014 年创立以来，成都医云科技有限公司始终以患者需求为核心，积极探索肝病治疗领域。随着时间的推移，该公司逐渐将业务重心转向慢病管理，专注于为患者提供全生命周期的智慧慢病管理服务。通过不断努力和深耕，医云科技已将业务拓展至心血管、糖尿病、肿瘤、慢性肾病、肝病和精神心理等多个病种专科领域。凭借其专业的技术团队和丰富的行业经验，医云科技成功构建起一个完整的慢病管理体系，为患者提供全面的医疗健康服务。该体系涵盖了患者筛查、复诊随诊、送药上门以及医保支付等环节，使患者能够在院外享受到便捷、高效的专业医疗服务。此外，医云科技还通过优势科室的建设、优质医疗资源的调度和精细化运营等智慧慢病管理模块，获得了独特的竞争优势。医云科技始终坚持以患者为中心的理念，通过技术创新和业务拓展，不断优化和完善智慧慢病管理服务。

## 八、智慧服务诊后管理体系典型应用案例

（一）医院智慧服务诊后管理体系定义

医院智慧服务诊后管理体系，依托医疗信息化，提供便捷、安

全、可及的智慧化服务，使部分复诊疾病和慢性病用药处方有序外延，致力于打造用药便捷化和复诊便捷化的服务模式，解决患者因药就医的问题。通过这种方式，可以弥补医院诊后管理建设的不足，并提升患者诊后的医疗服务水平。

（二）医院智慧服务诊后管理体系开发背景

伴随着社会老龄化的进程和国家分级诊疗有序推进，常见病、慢性病患者的数量正逐步增加，肿瘤疾病等需要长期随访和治疗指导的特殊慢性病患者，以及在三级医院救治后的疑难、重症患者的复诊问题日渐突出，在面诊购药、复诊续方以及诊后服务等方面的临床便捷性需求逐步凸显。在互联网医疗健康领域不断深入发展的背景下，智慧医疗的应用正在逐步优化诊前和诊中的医疗服务质量，提升患者就医的舒适感。同时，在诊后管理方面，智慧服务的探索和创新也正逐步展开。这种智慧化的医疗服务模式不仅提高了医疗服务的效率和质量，也为患者带来了更加便捷、高效和舒适的医疗体验。

（三）医院智慧服务诊后管理体系应用

北京大学人民医院智慧服务诊后管理体系，成功实现了医疗机构处方和药店零售消费信息的互通与共享。通过第三方处方共享平台，患者可以选择门诊或线上复诊。医生根据患者的复诊情况及用药需求，开出外延处方并提交医院药师审核。审核通过后，处方信息会被上传至处方共享平台。平台会以短信的形式将处方信息推送给患者，患者可自主选择前往任何一家平台药店完成线下购药或选择药品配送服务，轻松完成复诊和购药环节。同时，平台直接连接医院信息管理系统，可向医保等相关政府部门开放，实现有效监管。

## 九、智慧医保与商保典型应用案例

### （一）智慧医保与商保定义

智慧医疗产品的实践应用离不开一个有效的支付体系的支持。医疗保险作为支付体系中的重要组成部分，其安全性和透明性是智能化发展的基础。通过实现医疗保险与产品端、服务端、用户端之间的信息互联互通，可以充分发挥数据的价值，有助于减少医疗资金的损失，提高支付效率。在广义上，医疗保险包括社会基本医疗保险和商业健康保险两种类型。在狭义上，仅将医疗保险定义为社会基本医疗保险。无论是社会基本医疗保险还是商业健康保险，它们的保险标的都是人的身体健康。这两种保险都可以在被保险人遭遇疾病或意外事故所致伤害时，提供一定的资金补偿来分散风险。然而，社会基本医疗保险和商业健康保险是两种性质完全不同的保险类型。社会基本医疗保险是由政府主导的，旨在为公民提供基本医疗保障的保险制度。而商业健康保险则是由商业保险公司提供，旨在为被保险人提供更全面的医疗保障的保险产品。智慧医保是在互联网技术的支持下，构建一个覆盖线下和线上医疗服务的全过程、实时、智能和精确的医保监控体系。这个体系的目标是实现监管对象的精确化、监管手段的智能化以及监管效果的社会化。智慧医保的基础是医保信息化和标准化，它利用大数据、云计算和物联网等新一代信息技术，融入医保基金监管、医保经办服务、医保基金结算、药品耗材招采等全流程当中，以实现医疗、医保和医药的全方位联动，使医保管理和决策更加科学，为群众提供更加高效便捷的服务。

（二）智慧医保与商保现状

1. 互联网基本医疗保险

近年，医保移动支付在全国范围得到快速发展。自 2016 年 3 月，浙江邵逸夫医院成为全国首家实现医保移动支付的医院以来，越来越多的城市开始尝试医保移动支付。据统计，目前已有深圳、广州、杭州、青岛、武汉、潍坊、镇江等 60 多个城市在不同程度上实现了医保移动支付。2019 年 11 月 24 日，全国医保电子凭证首发仪式在济南举行，仪式现场发放了全国第一张医保电子凭证；2020 年 1 月 9 日，绍兴市智慧医保信息系统顺利切换上线并成功上云；2020 年 4 月 25 日，全国首个省级互联网医保大健康平台落地济南。这些举措都展示了智慧医保在提高医疗保障水平、提升服务效率方面的巨大潜力。此外，"互联网 + 医疗服务"已纳入医保报销范围，进一步加快了医保在线发展速度。为了满足这一需求，浙江、江苏、山东、天津、上海，以及湖北武汉等地纷纷出台政策，开通医保在线结算。在线问诊的诊疗费和药费与线下的医保报销政策相同，参保患者仅需负担自付部分。总的来说，医保移动支付正在逐渐成为医疗支付的主流方式之一，它不仅方便快捷，还提高了医疗服务的效率和质量。同时，"互联网 + 医疗服务"纳入医保报销范围，也为患者提供了更多的选择和便利。

医保智能监管应用是一种基于医疗大数据和医保大数据的智能监控系统。它利用信息技术建立医疗卫生及医保信息库和数据库，将各种涉及医疗诊治和医保合规的标准、数据、说明等纳入信息库和数据库，包括基本医疗保险药品目录、药品说明书、医用耗材和医疗器械相关使用说明、诊疗路径、临床诊疗指南、国家处方集、医疗保险政策法规、医疗服务设施标准、合理用药规则、诊疗服务规则、医用材料规则、诊疗项目目录、检验检查规则等。然后，通过人工智能技术对医疗机构及医生在工作过程中的行为进行实时、全程监控，一旦出现违规行为立即做出反馈，并对此进行记录和跟踪。通过智能监控系统对医保系统中各个环节的违规、欺诈等行为进行监管，提高监控效率、减少经济损失是全球共同的目标。发达国家已经在这方面进行了开创性的探索。这种智能监控系统的应用不仅可以提高医疗服务的质量和安全性，还可以有效地防止医保资金的浪费和滥用，为医疗保险制度的可持续发展做出了重要贡献。

2. 互联网商业健康保险

根据艾瑞咨询的数据，2020 年我国健康保险市场的渗透率达到 26%，人均每单消费价格增长到 3500 元，市场总规模达到 1.3 万亿元。前瞻产业研究院的统计数据也显示，2020 年我国健康保险保费收入首次突破了万亿元。随着健康保险市场的不断扩大，互联网技术正在以各种方式渗透商业健康保险的各个环节，包括产品设计、营销咨询、核保理赔等。互联网技术的应用成为推动健康保险产业转型升级的关键因素，促进了健康保险产业向生态化、智能化、创新化方向持续发展。

（三）智慧医保与商保应用

1. 互联网基本医疗保险应用

深圳在我国率先实现了医保移动支付。2016 年 6 月，深圳市人力资源和社会保障局选定 17 家试点医院作为医保移动支付的试点。深圳的基本医疗保险参保人可以通过微信、支付宝和平安壹钱包三个平台绑定金融社保卡，从而在医院直接完成普通门诊挂号和在线缴费业务。此后，深圳医保移动支付改革持续深化，支付平台增加了建设银行和银联云闪付。医保移动支付的服务范围也从 17 家医院扩大到 42 家，覆盖了大型三甲医院、各区的小型医院以及一些专科医院。这种支付方式扩大了覆盖范围，满足了市民不同的就医需求，为市民提供了更加便捷的医疗卫生和医保支付服务。

浙江省的智慧医保系统已于 2022 年全域接入国家医疗保障信息平台，这标志着该系统已经在浙江全省范围内上线运行，并且全面融入了全国医保。这个系统是国家医疗保障局主导的全国性医保信息系统——国家医疗保障信息平台的重要组成部分。它的上线运行将实现数据的互联互通和医保业务跨系统、跨层级、跨部门一网通办。浙江智慧医保系统的全面上线，统一了浙江省医保的业务编码、数据规范和经办规程。这个系统在同一套系统内实现了浙江省每年 8 亿次医保结算，为浙江省 5600 万名参保人员和 2 万多家医药机构提供了统一、高效、兼容、便捷、安全的服务。此外，该系统还为医保部门的业务办理、监督管理、公共服务、决策分析等提供了数字支撑，意味着浙江省的医保信息化已经迈上了标准化、集约化、一体化的新台阶。

2. 互联网商业健康保险理赔应用

健康保险理赔的过程主要包括三个阶段：申请理赔、理赔审查和理赔给付。当投保人因意外产生医疗相关费用时，应根据事故类型确定需要理赔的险种。例如，因意外事故导致住院可以选择意外险，日常就医可以选择门诊医疗险和住院医疗险，重大疾病可以选择重疾险，以及网红百万医疗险等。当保险事故发生后，投保人需要准备相应的材料并与保险公司对接，申请保险金以保障自己的权益。在理赔审查过程中，保险公司需要对投保人提供的材料进行详细的计算和考虑，包括治疗费用是否在等待期内，投保人所投险种之间是否存在赔付冲突，对投保人的历史就医记录进行审核查验，以及健康告知是否如实等。经过一系列的计算和审查后，保险公司会给出理赔结果。如果审核通过，保险公司需要及时给付保险金，以保障投保人的权益。

借助图像识别、NLP以及深度学习技术，人工智能能够迅速审核客户保单和提交的理赔材料，提供比人工更高的审核速度和精确度。人工只需要对机器审核的重点内容进行复核，而将大量重复性内容、非重点信息的匹配、比对、审核交给机器完成，提高了效率并降低了理赔成本。在区块链技术的应用下，智能合约能够使整个理赔过程实现线上化。当理赔事件发生时，客户可以通过线上提交相关材料，机器智能审核。当满足理赔条件时，机器将自动派发赔付任务。同时，区块链技术的溯源性和分布式记录能够实现各个领域的信息有效互通和不可篡改，客户可以全面了解保险知识、实际内容、保险公司信用等。对于企业来说，区块链技术也能够更好地避免骗保欺诈行为的发生。据普华永道计算，将区块链技术应用于保险业将使企业节约15%～20%的运营成本。

## 十、智慧公共卫生典型应用案例

### （一）智慧公共卫生定义

在我国长期的公共卫生事业建设过程中，为了及时、有序和高效地应对各类公共卫生事件，提出了"一案三制"的公共卫生与疾病防控体系顶层设计。这个设计旨在事前、事中、事后等环节中将公共卫生事件的危害和影响降到最低，确保国家整体的安全和稳定，让公众的工作和生活能够正常进行。"一案三制"通过明确应急方案、管理组织、协同机制和管理规范等方面的内容，为应对公共卫生事件提供有效、有序的具体行动方案，为我国公共卫生与疾病防控体系的建设提供了很好的基本框架。然而，随着新冠疫情的暴发，公共卫生与疾病防控体系迎来了巨大的冲击和挑战，一些不足和问题也暴露出来，因此，需要不断完善公共卫生与疾病防控体系，加强预警和上报机制，提高资源协同调度能力，实现精准防控，以更好地应对未来的公共卫生事件。

（二）智慧公共卫生发展

5G 通信技术在智慧公共卫生与疾病防控领域展现出其独特的优势。由于 5G 的低时延、大容量和边缘计算特性，它在远程会诊、人员监测、物流运输等多个场景中得到了广泛应用。在我国积极推动5G 等基础设施建设的大背景下，新冠疫情防控期间，5G 的普及与应用恰逢其时。通过位置服务与 5G 网络技术的结合，构建了疫情防控车联网平台。这一平台实现了对各类人员活动、转运的规范调度，以及防疫信息的实时动态采集，这促进了精准投放应急物资，进行城市紧急交通调度，并实现了防疫物资的全时空管控。在疫情防控期间，由于人员活动受到限制，基于 5G 的远程会诊使得优质的医疗专家资源能够通过远程视频连线的方式为基层防疫提供有效支持和帮助。这不仅提高了基层的防疫能力和水平，更有效地缓解了基层的疾病防控压力。

物联网在智慧公共卫生与疾病防控领域展现出其独特的优势。通过构建物联网平台，将疾病防控相关智能化电子设备进行远程连接和数据采集，利用智能识别技术以及 AIoT 应用开发，推动物联网技术与智慧诊疗、监测、预警等疾病防控领域的深度融合。通过采集、计算和分析智慧诊疗、监测、预警等相关数据，完善了疾病防控的数据链，促进了在智慧公共卫生与疾病防控领域实现人员监测、物资追溯以及无人配送等应用场景。这一创新的应用模式，将有力推动我国智慧公共卫生与疾病防控的智能化升级，为公众提供更高效、更安全、更便捷的疾病防控服务。

大数据技术在智慧公共卫生与疾病防控领域展现出其独特的优势。通过采集、分析和挖掘人口健康、人口轨迹、物流运输等各种相关数据，大数据技术在智慧公共卫生与疾病防控的多个领域发挥了巨大作用。在疫情监测分析方面，大数据技术可以帮助快速追踪感染者的行动轨迹，及时发现潜在的感染源，为防控措施的制定和实施提供有力支持。在病毒溯源方面，通过分析病毒基因序列数据，大数据技术可以帮助了解病毒的传播途径和演化过程，为疫苗研发和抗病毒药物筛选提供重要依据。在疾病防控方面，大数据技术可以帮助预测疫情的发展趋势，提前制定防控策略，减少疾病的传播风险。在资源调配方面，大数据技术可以根据疫情情况和资源需求，实时调整医疗资源、防护物资等的分配，确保防控工作的顺利进行。在疫苗研发方面，大数据技术可以帮助快速筛选出具有潜力的候选疫苗，加速疫苗研发进程，为疫情防控提供更多选择。在新冠疫情防控过程中，基于大数据技术的智慧公共卫生与疾病防控体系得到不断完善。这一体系不仅为各国的新冠疫情防控提供了有效的手段和有力的支撑，也为未来长期的智慧公共卫生与疾病防控奠定了良好的基础。

（三）智慧公共卫生应用

1. 健康码

健康码采用通信运营商基站和全球导航卫星系统的定位系统进行定位，利用大数据分析用户的历史轨迹，对出行人员进行分类。它帮助医疗机构掌握个人的行动轨迹，追踪可能的接触者，排查密切接触者，实现疫情的规范管理。同时，健康码也实现了动态监测人员的健康，缓解了疫情联防联控和复工复产之间的矛盾。作为我国在新冠疫情防控中融合互联网大数据等高新技术的创新应用，健康码为我国的新冠疫情防控、维护社会正常秩序提供了有效手段，发挥了重要作用。

2. 行程码

运用大数据技术，构建了一个针对人口移动与传播的复杂网络模型，以可视化方式管理人员的移动。连接了行政管理、疫情监测、行业管理、社区治理等各种信息，实现了统一的信息传递。通过对病源地出入、途经人员、确诊患者行为轨迹（定位、航班、铁路、车辆、视频监控等）进行分析，为城市人员管理、医疗救治和疫情预判提供了分析依据。同时还挖掘了潜在的传播高风险个体和热点区域，真实还原了疫情传播路径并定位其源头所在。此外，通过开展预判分析，实现了动态实时的跟踪、预警、溯源和及时应对。

3. 智能物资供应管理系统

在我国新冠疫情防控期间，给我国的重大公共卫生事件应急体系带来了巨大的冲击，尤其是支撑疫情防控的应急物资短缺，给新冠疫情防控带来了较大的困难。针对我国一线应急物资短缺的情况，全社会积极参与应急物资的捐赠、筹备、调配、运输等工作，为疫情防控提供了极大的帮助和支持。然而，这也暴露出应急物资供需匹配脱节、信息不畅、管理工作繁杂等一系列问题。为了解决这些问题，搭建了智能化物资供应管理系统。这个系统充分利用大数据、物联网、人工智能等新兴技术，基于应急物资、人员、交通等相关的位置、路线、供应、需求、储备等数据，通过算法对物资、人员、车辆等进行实时、全域的智能化管理。交通运输部能够提供应急物资运输、道路运输服务、车辆通行情况等重要信息。智能化规划运输路线、调配车辆、匹配物资和物流供需，提高应急物资的调配供应效率，为我国的疫情防控工作提供了强有力的支持。

# 第七章

# 美好未来

## 第一节　智慧医疗体系发展愿景

党中央和国务院非常重视人民的健康，将健康放在优先发展的战略地位。为了实现这一目标，做出了实施健康中国战略的重大决策部署，在《中华人民共和国国民经济和社会发展第十四个五年规划和2035年远景目标纲要》中，明确提出了到2035年建成体育强国、健康中国的目标。

### 一、以治病为中心向以健康为中心转变

为了更好地推动医院从以治病为中心向以健康为中心的转变，更好地维护人民群众的健康，更好地建设健康中国，国家卫生健康委鼓励医疗机构和医务人员开展健康促进和健康教育工作。国家卫生健康委会同九部门出台了《关于建立健全全媒体健康科普知识发布和传播机制的指导意见》，明确提出支持并鼓励医疗卫生行业与相关从业人员创作和发布更多更优质的健康科普作品。《关于推动公立医院高质量发展的意见》再次强调，要利用云计算、大数据、物联网、区块链、5G等新一代信息技术，深化医疗科技和医护服务的应用。从提高健康档案、病案质量做起，实现医护服务与管理标准化、信息化和智能化，促进医疗科技发展与转化，支持基本保健强基层和医疗科技建高地的发展，实现个人全生命周期健康管理与整合式医护，改变重复就医模式，提高医护质量。

### 二、追求数量发展向追求质量发展转变

智慧医疗的发展要追求数量发展向追求质量发展转变。依托现有

机构和规模，深化公立医院改革、调整资源配置结构，建设一批引领国内、具有全球影响力的国家级医学中心，建设一批区域医学中心和国家临床重点专科群，推进京津冀、长江经济带等区域医疗卫生协同发展，带动医疗服务区域发展和整体水平提升。具体措施如下：一是统筹布局生物安全基础设施，构建国家生物数据中心体系，加强高级别生物安全实验室的体系建设和运行管理；二是统筹布局肿瘤、罕见病国家数据中心，加强高级别实验基地和专科专病联盟的体系建设和运行管理；三是扩大国家免疫规划，强化慢性病预防、早期筛查和综合干预；四是完善心理健康和精神卫生服务体系。

### 三、加强各级顶层设计，落实各级主体责任

深化公立医院改革，发挥三级医院的龙头作用，从单体医疗机构发展到整合式医护体系建设。落实党中央和习近平总书记关于健康中国建设的精神，建立国家、省级、市县三级问责制。强化国家卫生医疗资源配置和科技创新规划的顶层设计，建立监督责任机制，支持国家和地区发展专科专病联合体，大力发展降低癌症发病率、死亡率乃至全面攻克的行动计划；强化省级区域卫生医疗健康体系统一规划和监督的执行力，建立省委省政府的问责制；强化市县执行区域卫生医疗健康规划、落实医护机构定位和发展战略，夯实紧密型基本保健共同体，建立市县党委和政府的问责制。

### 四、增强健康管理意识，实现健康资源共享

为了实现以人为本、以健康为中心的整合式医疗，我们需要采取

多重举措。首先，建设临床、机构和体系的整合式医疗，从出生和健康档案做起，从基层和社区卫生医疗做起，从数字和科技创新做起。其次，建设具有可及性、安全性、可支付价值的医疗体系，包括"一防二控三救治"的信息平台、服务平台、采购平台、数字平台、技术研发和科技转化平台。最后，需要增强国民的健康管理意识、深化公共政策的健康内涵，支持健康资源共享和数字健康的发展，进而支持我国智慧健康医疗创新和发展能力。最终，希望能够实现健康中国和科技强国的双重目标。

## 第二节　智慧医疗体系未来趋势

### 一、智慧医院未来趋势

在公立医院诊所的数字化进程中，三甲医院常常扮演引领者的角色。当数字化实践取得显著成果后，这种经验往往会向下级医疗机构推广。数字化转型在诊所中的应用广泛，包括电子病历的五级建设、医疗信息的互联互通、辅助医疗决策、远程诊疗、物联网智慧管理以及软硬件一体化等多个方面。其中，电子病历和互联互通的数字化转型已经具备较为成熟的评级体系，与医院的评级直接相关。据数据显示，截至 2020 年，全国已有 172 家医院获得了电子病历评级，其中三甲医院占据 84.3%，三级医院则占据 94.2%。而在互联互通方面，从 2016 年的 9 家增长到 2020 年的 148 家。这些都表明，电子病历和互联互通是公立医院诊所数字化探索的重要支柱，对于临床决策和管理决策的支撑作用日益凸显。

　　智慧医院管理、智慧医疗及智慧服务系统通过集成，将智能设备、协作单位、管理人员、医护人员以及患者等角色紧密相连，形成一个高效、协同的工作网络。通过移动互联网平台，可以实现财务共享、人员多点执业以及服务共享，让智慧医院管理变得更加便捷、高效。在线化和移动化的智慧医院管理系统，将极大地缩短管理流程，提升管理效率，让医护人员从繁重的事务性工作中解脱出来，更加专注于提升医院的管理水平。建立智慧医院管理信息平台，不仅可以实现系统的集成，打通医疗服务的各个环节，促进工作协同，而且系统还具备可配置性，能够满足不同发展阶段和不同层级的管理需求，支持医院管理的持续改善和调整。随着 5G、AI 和大数据等智能技术在智慧医院管理领域的应用，能够获得全流程的数据支持和分析，为管理决策的制定和调整提供精准赋能。

## 二、医疗影像未来趋势

　　人工智能在医学影像诊断中扮演着重要的角色，它涉及深度学习等先进技术。自 2013 年以来，中国的人工智能医疗行业经历了多个阶段的发展，目前正处于商业模式探索阶段。一些人工智能医学影像企业开始关注产品优化，提升数据质量和改进算法，同时加强科研合作，使得人工智能影像产品逐渐被医院接受和认可。三级医院是 AI 产品主要落地的医疗机构，87.8% 的三级医院已使用医学影像信息化系统，为其建立了良好的信息化基础。人工智能医学影像产品陆续取得三类证，具备向患者收费的资格。虽然现阶段中国的 AI 医疗商业空间较小，但未来应用场景广泛，其社会和商业价值均较大。在新冠疫情和智慧医院建设背景下，三级医院人工智能软件的渗透率已增长至 15%。随着产品价值被认可，院端和患者的付费意愿也将提升。AI 类产品在基层实现价值的最大化，同时在政策指引下，人工智能医学影像产品将朝着"服务 + 全病程管理"的方向进行商业化探索，从服务于影像科室到临床科室进行尝试。

### 三、手术机器人未来趋势

手术机器人技术作为一项创新型医疗器械技术，其源头正是来自高校或科研院所的科研项目。高校或科研院所通过深入研究和探索，形成技术方案，落实科研成果。这些科研成果会通过孵化企业进行产品的合规设计、产出及审查注册，最终将产品推向市场。或者企业也可以基于已有的产品或行业经验，选择与高校或科研院所进行技术研究合作与产品升级迭代等产学研协同方式，共同推动手术机器人行业的发展。在这个过程中，企业与高校、科研院所的紧密交流与合作，不仅带动了市场资源的整合程度，更是促进了手术机器人创新成果的转化过程，为手术机器人提供了良好的生态环境。与此同时，临床需求是推动医工结合的重要力量。手术机器人是为了解决临床痛点而诞生的创新型医疗器械，其功能在于更好、更快、更安全地辅助医师解决临床问题。因此，医学与工学的交流合作在手术机器人的研究过程中显得至关重要。通过与医院和临床医师的深入交流，手术机器人团队能够更加清晰地了解临床痛点，从而不断完善手术机器人产品功能的构建，使其更加符合临床需求。这种紧密的合作与交流，不仅推动了手术机器人的技术发展，还为医生和患者带来了更多的福音。

在大力推进数智化外科与远程医疗的融合发展中，人工智能技术的不断精进使数智化外科概念逐渐明晰。未来，外科必然向数字化、智能化、自动化的方向发展，而智能手术机器人在其中扮演着不可或缺的角色。通过将手术过程数字化，并转化为计算机可学习的规范化模板，手术机器人得以实现初步的智能化。在此基础上，结合人工智能算法的学习和医学影像及软硬件系统的发展，开发出实时性更强、操作更精准的手术机器人。这使得手术机器人不仅成为外科医师的重要助手，更在外科手术中担任着关键的执行者角色。

随着互联网和通信技术的飞速进步，一个名为外科技术共享的理念逐渐崭露头角。无论医生身处何地，都能参与到任何地方的手术中，而这一切，得益于 5G 技术的出现，它解决了远程手术中最大的难题——术中影像传输延迟和手术操作的延迟。远程手术技术，依托于计算机技术、遥感、遥测和遥控技术，并以 5G 通信技术为支撑，使得远距离、移动状态下的手术成为可能。这种技术充分利用了地区医疗中心的医疗资源优势，为偏远地区的患者提供了更为便捷的诊断和治疗服务。其不仅有助于医疗资源的合理配置，还有助于解决当前医疗资源紧缺的问题。通过远程手术技术，医生可以在千里之外对手术进行精准的操作，为患者带来生的希望。这种技术的应用，不仅体现了科技的巨大潜力，更展现了人类对于医学进步的坚定信念和不懈追求。

## 四、智慧健联体未来趋势

在国家卫生健康委推动全民健康信息化的浪潮中，要加速发展居民电子健康档案的建设。以首都北京为例，2020 年北京市卫生健康委发布了《关于推进居民健康档案电子化逐步取消纸质健康档案的通知》，明确提出要启动这一创新性的电子化工作，并决定同步取消传统的纸质健康档案。在此基础之上，这一创新举措应推广到更广泛的区域，全面开展居民电子健康档案的建设。这不仅能够为智慧健联体中的各类应用和服务提供强大的数据基础和信息支撑，更是时代发展的必然选择。依托居民的个人健康档案，智慧健联体中的各类服务主体可以更精准地为个体提供个性化、定制化的健康医疗服务。

在远程医疗体系的建设上，加速推进社区健康医疗服务的能力。通过充分整合和运用 5G、"互联网+"、人工智能、增强现实等前沿技术，远程医疗已经实现了中心医院、社区医院、社区卫生站及居家等多方面的深度融合。通过区域数字健康医疗平台，构建一个全方位的医健协同体系，实现在远程会诊、院前急救、手术示教、智能护理、远程培训和远程手术等多个场景下的协同服务，极大地提升了社区健康医疗服务的能力和效率。

## 五、智慧专科互联网医院未来趋势

要构建一个完善的医疗服务闭环体系，关键在于打通各个环节。智慧专科互联网医院正是围绕其优势科室，为患者提供一站式的线上诊疗服务，从而在激烈的市场竞争中脱颖而出。为了增强用户黏性并持续维护用户，需要整合专科医师、药企、保险等资源，利用互联网平台，将执业医师、患者、药企、医疗保险和药品配送等环节紧密连接起来，实现智慧专科医疗服务的闭环，为患者提供更为便捷的线上诊疗服务。这是智慧专科互联网医院建设的重要基石。

在智慧专科互联网医院的建设和运营中，吸引患者是至关重要的工作。与传统线下实体医院相比，互联网医院的服务范围更广，具备互联网的特性。通过整合优势专科医疗资源，智慧专科互联网医院能够吸引更多有相应专科诊疗需求的患者前来就医问诊，从而不断扩大规模。然而，这也带来了激烈的行业竞争。因此，如何进行高效精准的营销、增加患者引流和实现患者转化，是智慧专科互联网医院建设和运营过程中需要重点思考的课题。除不断提升自身的医疗服务质量外，通过输出由文字、图片、视频等构成的高质量内容，开展有力的内容营销，也是智慧专科互联网医院打造品牌、扩大影响力和增加患者流量的重要手段之一。

在智慧专科互联网医院的发展中，监管仍是一个不可忽视的重要环节。随着互联网医疗的持续推进，行业监管规范对于其长期健康发展起到至关重要的保障作用。智慧专科互联网医院是按照严格的医疗机构设置程序设立，并持有医疗机构执业许可证的互联网医疗机构。国家将根据智慧专科互联网医院的发展情况，制定和发布相关政策，推动其规范化发展，同时在责任和监管方面将更加明确和严格。一方面，需要推动智慧专科互联网医院建立医疗责任分担机制，进一步明确医疗责任的主体划分。这是在我国智慧专科互联网医院建设过程中一项至关重要的工作。通过明确责任主体，可以更好地保障患者的权益，提高医疗服务的质量和安全性。 另一方面，利用智慧专科互联网医院的全程留痕特性，建立卫生健康行政部门的监管端口。通过这个监管端口，可以及时收集智慧专科互联网医院的相关数据，对其进行动态监管。这样能够确保智慧专科互联网医院依法合规地开展互联网医疗服务，防止出现违规行为，保护患者的权益。只有通过明确的责任划分和有效的监管措施，才能确保智慧专科互联网医院的健康、可持续发展，为患者提供更加安全、可靠的医疗服务。

### 六、数字疗法未来趋势

当前，慢病、心理、肿瘤等领域备受关注。然而，中国的数字疗法尚处于早期阶段，需要探索相关产品的研发、推广及商业化的路径。从三个层面对该领域进行初步判断：一是行业基础，决定该领域是否有可发展的先决条件；二是企业供给，决定中短期内是否有足够的人力、财力、资源进入该领域；三是患者需求，决定产品相对成熟后的商业路径以及市场潜力。此外，肿瘤领域相对特殊，其长周期管理需重点关注并发症的发展，因而基于全病程管理的数字疗法也是企业重点探索的方向。

第一种路径是患者自费。然而，要实现这一路径可能需要较长的时间。未来，它可能发展成一种介于家用医疗器械和软件之间的收费模式，例如会员制、服务费等。第二种路径是与医疗保险合作。如果数字疗法的有效性得到验证，并且其控费能力得到认可，那么它有可能被纳入医保范围。第三种路径是与雇主合作。对于那些提供完善弹性福利的企业，可能会为员工提供这种数字疗法作为福利待遇。第四种路径是与政府合作。特别是在针对康复、残疾、老年等领域，政府可能会采用公益或补贴的方式，为特殊人群提供这种疗法。然而，这种收入模式可能不具备规模化趋势。总的来说，数字疗法的商业化路径有多种可能性，但每种路径都有其独特的挑战和机会。

### 七、智慧慢病未来趋势

推动智慧慢病管理生态的成熟发展。随着智慧慢病管理的持续进步，其产业链正逐步完善，形成一个以智慧慢病管理平台为核心的系统，这个系统通过收集、监测和分析患者的相关数据，为慢性病患者提供筛查、管理和治疗等全方位的服务。智慧慢病管理平台作为这个生态的核心，有效地整合了医师、药企和药店等各类医疗资源，实现了供给方和需求方的无缝连接，确保智慧慢病管理的各个环节能够顺畅运行。当前，我国智慧慢病管理的主要作用集中在利用互联网技术实现各方面的连接，让患者能够随时随地享受到便捷的服务。然而，与真正的智能化相比，还有很长的路要走。为了推动智慧慢病管理的进一步发展，需要加强大数据、人工智能、5G 和可穿戴设备等技术与慢病管理的深度融合。通过这种方式，不仅可以提高智慧慢病管理的智能化水平，还能够促进产业生态内各个领域的快速发展与深度整合，最终实现一站式的智慧慢病管理。

推动智慧慢病管理的医疗服务质量提升。在我国，慢性病患者的基数庞大，这使得慢病管理的需求持续飙升，市场规模也在不断扩大。在此背景下，智慧慢病管理应运而生，并逐渐崭露头角。除了传统的慢病管理机构积极开展数字化转型、寻求智慧化管理之外，医药、医疗器械及互联网等各行业的部分企业也纷纷涉足这一领域，企业基于自身在特定领域积累的优势，为患者提供更为智能化的慢病管理服务，这使得智慧慢病管理行业的竞争日趋激烈。如何在激烈的竞争中脱颖而出，建立持久的竞争优势，是每一个智慧慢病管理企业必须深思的问题。而解决这一问题的关键，在于不断提升智慧慢病管理的服务水平和质量，需要企业加大技术研发的力度，强化学科建设，并高效整合优质的医疗资源。只有这样，才能确保通过智慧慢病管理，为人民的身体健康保驾护航。

### 八、智慧医保与商保未来趋势

医疗行业在研发投入、产品流通、应收账款和市场拓展等方面长期存在不同程度的资金壁垒问题，制约了其发展速度。智慧医疗的发展为行业解决资金问题提供了有利条件。基于数字技术，智慧医疗产业生态中各环节的信息流、物流、资金流数据的有效融合及实时共享，为智慧医疗与产业金融的深度融合建立了基础。产融一体化模式通过核心能力整合社会资源，解决资金流通问题，提高了生产服务效率，可创造更多产业价值。

构建一体化医保结算平台，打造全国医保信息共享的桥梁。在现有医保信息平台的基础上，进一步深化改革，致力于建设一个统一的智慧医保结算平台。这个平台将解决异地医保信息割裂、异地医保结算困难等问题，推动全国医保信息平台的互联互通，为参保职工提供更便捷、更高效的医保服务。同时，可在长三角、京津冀等区域一体化建设较为成熟的地区，开展跨省异地医保结算试点工作。通过试点建设，积累宝贵的经验，为后续在全国范围内推广统一智慧医保结算平台提供实践基础。在试点成功的基础上，进一步推进全国统一智慧医保结算平台建设。通过顶层设计，整合各方资源，逐步建立覆盖全国的医保结算网络。这一网络将实现医保信息的共享与互通，为参保职工提供更加便捷、高效的医保服务。

推动医保平台智能化建设，引领医疗保障新篇章。随着科技的飞速发展，物联网、移动互联网等新兴技术为日常生活带来了前所未有的便利。为了更好地服务于广大民众，完善我国的医疗保障体系、推动医保平台的智能化建设已刻不容缓。充分利用物联网、移动互联网等技术，将这些先进科技与医保平台紧密结合，通过移动支付等新兴支付结算解决方案，可以实现医保结算的在线化、移动化和智能化。这意味着，无论身处何地，参保者都可以随时随地进行医保费用的查询、缴纳和报销，极大地提升了医保服务的便捷性。然而，医保平台的智能化建设并不仅仅局限于结算方式的优化，还应加强医保控费，以更科学合理的方式管理和分配医保资源。基于医保平台的海量数据，要充分利用大数据、人工智能等技术，深度挖掘和分析医保数据，为医保控费决策提供有力支持。通过精准的医保控费，不仅可以优化医保资源的分配，还能有效控制医疗费用的不合理增长，确保医保资金的高效利用。

### 九、临床数字化未来趋势

随着人民健康需求的增长，老龄化进程加速，疾病治疗需求不断增加。同时，经济的发展也促使患者对生活质量、疾病治疗的要求越来越高。在这样的背景下，带量采购和医保国谈等政策的实施，使得制药企业必须寻求创新以保持增长。因此，创新药的研发和上市速度明显加快。2016—2020 年，中国共有 200 个创新药产品上市，这些产品主要针对中国患者的临床需求，聚焦于疾病负担最大、增速最高的领域，如肿瘤、消化道及代谢、呼吸、心脑血管等慢性疾病。这些创新药的上市不仅满足了患者的需求，也为制药企业带来了新的增长点。

在当今时代，创新药的研发产业正在以前所未有的速度发展，同时，政府也在积极推动科研型医院的建设。这些因素共同推动了临床研究需求的不断增长，使得临床研究机构的资源日趋紧张。为了应对这一挑战，政府发布了药物临床研究机构备案制度，为更多有能力的医疗机构提供了开展临床研究的可能。临床研究需求的增加无疑促进了临床研究数量的增长，但同时也带来巨大的挑战。此时，医疗机构、制药企业、CRO 等组织间的信息互通、多角色的高效配合，以及各组织对项目的管理，都成了亟待解决的问题。

### 十、医药营销数字化未来趋势

在医药商业领域，环境的变化对医药营销产生了深远影响。随着院外市场的不断扩大，越来越多的企业开始深入研究患者的需求。通过互联网和物联网技术，可以更加便捷地了解患者的行为和习惯，从而更好地满足其需求。这不仅让相关企业能够更快地发现消费者行为的快速变化，也让药企和终端药店开始重视患者流量的重要性，同时，医药电商行业也得到了迅速发展。由于不再受地域条件限制，患者在线上拥有更多自主选择权。这使得制药企业需要尝试更多的营销活动，以吸引和留住患者。随着大量创新药的上市，如何抢占市场先机变得尤为重要，这就需要制药企业深入思考如何确定传递的内容、选择合适的传递渠道，如何让医生更好地了解药品和疾病之间的关系，以及自家产品在竞品中的优势等问题。多渠道、多种类的线上营销活动成为传递产品信息的重要方式，也同时满足了监管部门对信息真实性的要求。目前，一些创新能力较强、实力雄厚的国内外大型制药企业已经开始了多方向、多领域的数字化探索，以期在医药商业领域中获得更大的竞争优势。

随着互联网医疗的发展，患者路径也发生了变化。药企需要深入研究患者从诊断到购药的整个过程，包括线上和线下的各种路径，以及互联网医院对患者路径的影响。同时，药企还需要了解药品的特征，例如药品所处的上市阶段、药品类型（处方药、特药、慢病用药、消费类用药等），以便更好地制定营销策略。此外，药企还需要关注企业自身的态度，包括对于信息化和数字化的认知、企业领导对于数字化改革的重视程度，以及企业自身的战略定位。通过综合考虑这些因素，药企可以更加精准地选择适合的医药营销手段，提高营销效果。

## 十一、AI 制药未来趋势

在人工智能等新兴科技的推动下，计算机技术特别是人工智能，在药物研发领域的应用日益广泛。这一领域出现了一批由 AI 和计算驱动的药物研发公司，它们或致力于自主开发药物管线，或为制药公司提供第三方服务。药物研发是一个系统工程，始于实验室中对活性化合物的发现，经过反复测试和优化，最终转化为安全有效的药物，这个过程包含发现和开发两大阶段。在药物发现阶段，需要先确认疾病相关的治疗靶点，然后通过诸如偶然发现、随机筛选和理性设计等方法找到先导化合物并进行优化，最终获得候选药物。进入开发阶段后，需要对候选药物进行全面的临床前和临床试验评价。计算制药主要分为两种范式：一种是以数据为基础的人工智能制药，通过机器学习数据、挖掘规律优化药物的研发环节；另一种则基于物理规则，从微观层面如分子、原子等计算药物分子与靶点蛋白分子之间的相互作用力。AI 也在此过程中提高了运算速度和精度。越来越多的 AI/ 计算制药公司正在从服务转向自主研发管线的 Biotech 之路。例如，成立已 30 年的薛定谔公司，原本以软件服务为主，但通过增加自主研发药物，成功获得了资本市场的认可并成功上市。这激励了更多的 AI 制药公司走向合作研发管线与自主研发药物的结合之路。尤其在中国创新药的崛起背景下，Biotech 的定位更容易获得资本市场的认可。此外，虽然 AI 在药物发现领域的应用验证流程较长，且目前还没有一款 AI 设计的药物成功上市，但这一领域的前景依然充满希望。在国内，许多制药企业都持有一种观望的态度，对于付费使用的意愿并不强烈，这使市场开拓变得异常艰难。这些企业似乎在等待更好的机会，或者在寻找一种更加稳妥的方式进入市场。然而，这种观望的态度也带来了一些问题。对于这些药企来说，需要更加积极地采取行动，提高自身的竞争力，以便在市场中获得更好的发展机会。

## 十二、医疗元宇宙未来趋势

医疗是一个传统、严谨和相对保守的领域，随着科技的飞速发展，医疗领域也正经历着一场前所未有的变革。尽管医疗行业与新技术的融合速度相对缓慢，但不可否认的是，技术、产品和服务正在不断地更新迭代。在全球范围内，医疗行业面临着诸多挑战，如何提高治疗效果、降低治疗费用是各国都迫切需要解决的问题。而在元宇宙中，或许能够通过新技术手段，解决现实中难以解决的问题。在元宇宙中重建医生与患者、医疗与社会的关系，重建围绕患者产生的大数据，建立现实与虚拟世界之间的连接，最终实现医疗元宇宙，这将带来巨大的价值。

随着科技的进步、政策的逐渐明朗以及医疗数据的确权与流通规则的明确，元宇宙与医疗场景的融合将不断加深。考虑到 VR、AR、MR、脑机接口等技术与医疗场景的交互复杂性，元宇宙技术下的医疗培训、外科手术等将在未来几年逐渐实现。而虚拟医生、个性化健康管理等则需要更长时间的数据沉淀与技术积累。这场由科技引领的医疗变革，不仅能够改变我们的就医方式，也能够为医疗行业带来前所未有的机遇与挑战。在元宇宙的未来，共同期待医疗行业的辉煌发展。

# 第三节　智慧医疗体系未来展望

## 一、推动智慧医疗价值链资源整合，实现医疗服务平台共赢

智慧医疗的发展及其应用不仅局限于医院内部的诊疗工作，同时还催生了一系列服务型产业，为患者提供了极大的便利，有力地推动了医疗行业的市场化进程。作为一项高度敏感的特殊行业，医疗新兴产业的稳固发展离不开客户的信任。深入理解用户需求是实现利润转化的先决条件，而基于用户特性进行业务拓展则是产业增值的关键路径。通过整合医疗资源，构建一个完整的产业闭环，进一步完善用户群体数据体系，最终，实现数据资产的价值转化，为医疗行业的发展注入新的活力。

在医药电商领域，通过深入分析存量数据和增量数据，成功连接了医疗、药品和健康养护等环节，实现了整个价值链的资源整合。近年，我国医药电商的销售总额持续保持高速增长，增长率高达20%。在2020年春节期间，医药电商平台的日活跃用户数量平均增长了5.44%，几家主流的医药电商平台更是达到了平均6%的增幅。在公共卫生事件期间，医药电商行业展现出强大的应变能力。通过"电商企业＋物流平台＋生产企业"的紧密协作，有效弥补了线下药店库存短缺的问题，为各地居民提供了必要的医疗物资。这一时期，消费者的线上购药习惯得到了广泛培养，短期内推动了医药电商市场规模的大幅增长。此外，健康中国战略的实施以及医药电商相关政策法规的逐步放宽，处方外流、两票制改革等利好因素，

都为 B2C 医药电商的发展创造了良好环境。从产品结构的角度来看，各类医药电商模式下的用户需求在一些公共卫生事件期间都呈现爆发式增长，未来的购买趋势仍存在不确定性。目前来看，公共卫生事件期间，消杀产品（如酒精）和日常医疗器材（如口罩、温度计等）的需求激增，而在这之前，西药和中药是主要的消费品类，B2B模式下的医疗器材也是重要的产品之一。展望未来，随着健康管理趋势的推进，家庭医疗设备市场也将占据可观的市场份额。

在互联网医疗的大潮中，将医药电商整合到在线医疗服务中，形成一条从自我诊断、导医服务、专业诊疗、药物使用到康复养护的完整产业链，是 B2C 和 O2O 模式未来的重要发展方向。例如，像阿里巴巴、腾讯和百度这样的互联网巨头，通过一系列的投资、兼并和收购行动，正在产业链的各个环节进行布局，以寻找符合互联网医疗行业规律的商业模式。企业的目标是未来能够将这些点连接起来，形成一个完整的产业闭环，从而实现价值。以春雨医生为代表的一些新兴的互联网医疗企业，利用它们在线上积累的用户基础和行业经验，正逐步向线下门诊服务拓展。它们尝试与医药电商合作，弥补购药环节的缺失。在"互联网 + 药品流通"行动计划的推动下，医药电商行业应积极运用大数据、物联网和人工智能技术，整合上下游企业资源，构建一个智慧型的医药供应链服务平台，降低药品行业的流通成本。同时，它们还应与在线医疗平台和医院信息系统对接，在合规的前提下，实现数据资产的价值转化。对于传统的医药流通和零售企业来说，应该立足于医药行业，发挥数据资源优势，向医和养的环节延伸，打造一个横跨价值链不同环节的医疗服务平台，实现与各方的共赢。

## 二、推动健康数据要素市场化配置，打造健康数据产业生态

当前，全球各国在寻求医疗公益性与市场化的平衡发展上，都面临着一系列的挑战。医疗改革已经超越了单纯的制度层面，需要从技术和经济学的角度进行深入优化和完善。区块链技术为解决这一问题提供了新的思路，区块链技术能够推动大健康领域的数据要素，实现市场化运营。通过健康数据要素的市场化配置，可以促进双循环的高效运转。健康上链是一个基于区块链技术的解决方案，它利用区块链的去中心化、防篡改和分布式存储等特性，建立起一个互信机制。在此基础上，结合医疗场景开发医疗联盟链，为居民健康数据提供确权、存证、共享、交易和溯源等数据治理服务，从而形成健康数据资产。通过不同主体的共同参与，如医疗机构、居民个人、政府部门和市场机构等，开发大健康联盟链，构建一个安全、有序的"互联网＋医疗健康数据"互通互享机制，进一步推动健康数据要素的市场化运营。 健康上链的核心价值在于将健康数据转化为地方数据资产，打造健康数据产业生态，从而实现居民、政府和产业的多方共赢。

在全民健康管理系统的建设中，数据的标准化存储与授权共享起着至关重要的作用。为实现这一目标，采用统一的存储结构管理医疗数据，确保数据在可控的范围内得到授权共享。这种做法有助于精准把握区域公共卫生的发展现状，为推进全民健康管理奠定了坚实的基础。为了规范医疗数据的应用方式，引入数据追溯与精准定责机制。通过采用溯源机制，能够记录链上任何企业和医疗机构的访问记录，确保信息链条的来源可查、去向可追、责任可究。同时，通过分布式

记账和权限管理方式，能够追溯信息泄露的源头，实时定责。医疗数据的上链分布式存储不仅有助于及时记录医疗过程，推动在线医保支付进程，还能为解决后续可能发生的医疗纠纷提供依据。当出现非合规事件时，智能合约能够自主跟踪合规情况，实时向相关方发送通知，简化执行流程，降低监管成本。此外，积极对接市场服务机构，推进数字健康产业的发展。基于用户健康数据和使用规则，合规共享个人健康数据、就诊记录、身体状况等一系列医疗数据，构建医疗记录和体质征信评估系统。通过授权开放局部特定单元数据于互联网医院、保险公司、医药企业、健康管理机构等，推动数据的市场化配置与应用，提升整个产业的价值。通过这一系列举措，致力于打造一个高效、安全、可靠的医疗数据生态系统，为全民健康管理系统的建设和发展提供有力支持。

## 三、推动智慧医疗生态体系建设，构建智慧医疗发展蓝图

我国智慧医疗生态体系的建设和发展需要持续推动智慧医疗基础设施、核心支撑体系的建设和创新，从而支撑我国医疗卫生、健康管理、康复养老等服务体系的构建和运转，为我国人民群众提供高质实惠的服务，并基于国内智慧健康医疗建设的经验和成果，为全球智慧健康医疗建设做出贡献，在实现健康中国宏伟目标的同时促进全球医疗卫生水平的提高。而这些都离不开完善的智慧医疗治理体系和智慧医疗标准体系的支撑，这些体系将确保智慧医疗生态体系建设和发展能够有序开展、高效推进。健康中国智慧健康医疗生态体系的建设工作，主要包括夯实基础、构建基础体系、强化核心支撑力量、发展全

生命周期服务和融入全球生态体系等一系列内容。在我国智慧健康医疗生态体系的建设过程中，首先需要不断地夯实智慧健康医疗的基础设施，构建和完善智慧健康医疗的基础体系，并不断强化人才、药械、科技等核心支撑力量。在此基础上，将实现我国智慧健康医疗全要素、全流程、全链条的系统优化，以及全人群、全生涯、全维度的全域照护，最终实现优质高效、经济的价值医疗。最后，基于国内智慧健康医疗建设和发展的经验和成果，积极参与全球智慧健康医疗建设，融入全球智慧健康医疗生态体系。

在智慧医疗生态体系的宏伟蓝图下，我们正稳步推进各项建设任务，以坚实的步伐朝着总体目标迈进。第一阶段，构建智慧医疗治理体系的标准体系和安全保障体系，为整个生态体系奠定坚实基础。在这个阶段，我们将确立智慧医疗的整体架构和运作机制，确保各项工作的有序开展。第二阶段，建设智慧医疗基础设施、新型基础设施，同时完善人才培养体系，并加强智慧健康科技创新研发实力。这些举措将为初步构建智慧健康医疗生态体系提供有力支撑。第三阶段，通过推进一系列智慧医疗重点工程建设，持续创造生态体系的建设成果。这些工程将聚焦于提升医疗服务质量、优化医疗资源配置、加强医疗信息化等方面，实现智慧健康医疗生态体系的全面升级。第四阶段，目标是形成以患者为中心、以健康为目标的健康医疗服务体系。在这一阶段，我们将注重提升全民健康水平，通过智慧健康医疗的普及和发展，让更多人享受到优质的医疗服务。在建设我国智慧健康医疗生态体系的过程中，应保持与国家"十四五"智慧健康医疗规划的同步，确保短中长期建设工作的顺利进行。